U0237883

薄荷实验

Think As The Natives

修复 世界

保罗·法默博士与
下一代医生的对话

［美］保罗·法默（Paul Farmer） 著

［美］乔纳森·韦格尔（Jonathan Weigel） 编　　张晶　译

华东师范大学出版社

·上海·

图书在版编目（CIP）数据

　　修复世界：保罗·法默博士与下一代医生的对话 /
（美）保罗·法默著；张晶译.—上海：华东师范大学
出版社，2024

　　ISBN 978-7-5760-4848-3

　　Ⅰ.①修…　Ⅱ.①保…　②张…　Ⅲ.①医务道德
Ⅳ.① R192

　　中国国家版本馆 CIP 数据核字（2024）第 063763 号

修复世界：保罗·法默博士与下一代医生的对话

著　　者	〔美〕保罗·法默
译　　者	张　晶
责任编辑	顾晓清
审读编辑	郑絮文
责任校对	姜　峰　时东明
装帧设计	周安迪

出版发行	华东师范大学出版社
社　　址	上海市中山北路 3663 号　邮编　200062
客服电话	021－62865537
网　　店	http://hdsdcbs.tmall.com/

印 刷 者	苏州工业园区美柯乐制版印务有限公司
开　　本	787×1092　32 开
印　　张	15.375
版面字数	197 千字
版　　次	2024 年 9 月第 1 版
印　　次	2024 年 9 月第 1 次
书　　号	ISBN 978-7-5760-4848-3
定　　价	79.80 元

出 版 人	王　焰

（如发现本版图书有印订质量问题，请寄回本社市场部调换或电话 021-62865537 联系

献给珍妮·布洛克，
深深感谢她多年来的陪伴。

P. F.

目　录

中文版代序

○ 潘天舒（复旦大学人类学民族学研究所所长）

在哈佛人类学系读博期间，我在凯博文（Arthur Kleinman）医学人类学课程"社会苦难"（Social Suffering）的阅读书单上，最早看到保罗·法默的名字。后来得知他是名闻遐迩的组织"健康伙伴"（Partners In Health）的创立者之一。"健康伙伴"成立于 1987 年，是一个以社区为基础的非营利健康组织，其服务对象是在海地、卢旺达、秘鲁、墨西哥以及美国贫民区那些缺医少药的贫困人群。在凯博文奠定的学科建构基础之上，以法默为代表的新一代领军人物加快了将医学人类学理论付诸全球健康的实践，通过在资源贫瘠的国家和地区设立与发达国家医疗服务标准相当的社区卫生服务机构，并以"健康伙伴"为平台，以实实在在的行动对欧美国家和第三世界国家的医疗服务和卫生政策进行设计，产生积极影响。

"健康伙伴"这一带有诊疗、教学和学术研究等多重功能的平台，将法默导师凯博文的医患理念从慢性病和精神疾病的诊疗范围，扩大到了突发公共卫生危机中流行病疫的防治和救助。传统人类学强调研究者应该从旁观察、仔细记录，而非尝试改变正在观察的事情。法默对此持有批判态度，他认为如此一来，人类学在面临"适当的营养、净水、预防疾病的日常问题时"，就显得"无力"。① 他认为面对疾病所造成的苦难和死亡，自己不应该满足于解释，而应该采取预防或治疗措施；"健康伙伴"则是其给出的一份答卷，亦为"作为行动人类

---

① Farmer, P., The Anthropologist Within. 转引自 Kidder, T., *Mountains Beyond Mountains: The Quest of Dr. Paul Farmer*. Random House. 2003.

学"的医学人类学留下了一份宝贵的遗产。普利策奖获得者特雷西·基德尔追随法默的脚步，对其创建"健康伙伴"的艰辛历程做了精心的描述和回顾。[①] 2017 年，由科里·谢普赫德·斯特恩等人编剧和制作的人类学纪录片《扳动苍穹》(Bending the Arc)，通过对"健康伙伴"组织 30 年间所经历的事件进行重构，以具有感染力的视觉表现手段，形象生动地演绎了全球健康领域最具影响力的人类学英雄的励志故事。

2002 年我博士毕业，前往乔治城大学和约翰斯·霍普金斯大学高级国际问题研究院（SAIS）任教三年，期间讲授课程时都会用到法默的论文和作品章节。在很长一段时间里，法默对我来说就是公共人类学独一无二的代表。对于无数被他拯救的罹患艾滋病、肺

[①] 参见 Kidder, T., *Mountains Beyond Mountains*. Random House. 2003；中译本《越过一山，又是一山》，特雷西·基德尔著，钱基莲译，四川文艺出版社，2017 年。

结核和其他流行病的患者来说，他就是"圣徒保罗"（Saint Paul）。2006 年我海归复旦之后，因为导师凯博文的缘故，分别在 2011 年、2012 年和 2013 年有了与法默面对面交流的宝贵机会。

第一次与法默的"不期而遇"，是在 2011 年 3 月 11 日，那可能是北美新英格兰地区初春最为寒冷的一天。位于麻省剑桥市的哈佛大学亚洲中心剧场内，来自世界各地的同行和学生济济一堂，参加为凯博文举办的七十寿辰学术庆生会。整个活动的操办者是凯博文最出色（或者说是在公共领域内最负盛名）的两位弟子，法默和他的同窗好友兼创业伙伴金墉（Jim Yong Kim）。尤其令人关注的是，法默在主持发言中非常自信地指出：此次庆生会不但是对凯博文学术生涯的回顾和总结，更是"医学人类学哈佛学派"（The Harvard School of Medical Anthropology）的一次"群英会"。这应该是"医学人类学哈佛学派"的第一次"官宣"。

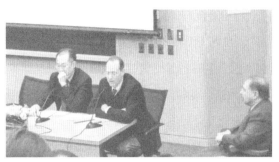

右二：法默正在哈佛大学亚洲中心剧场发言

不同于我们熟知的"芝加哥学派"等传统意义上的学科流派，所谓"医学人类学哈佛学派"，其鲜明特色首先在于重视和整合不同学科、不同方法、不同形式的知识，从而解决全球范围内的健康不平等问题；其次在于对日常照护的重视，将其作为重要且迫切的道德实践；再次，运用生物社会分析来建立健康服务贯彻的科学（the science of delivery）；最后就是对于全球健康公平矢志不移的追求。这四个特点精炼地概括了全球健康的"哈佛模式"，贯穿其中的是开放、多元、联结、公平、正义等价值观，以及在此指导下因地适宜的行动和实践模式。如今，突发公卫事件正在成为全球性风险的一种常态，我们思考、借鉴和实践医学人类学的"哈佛模式"无疑具有现实意义，这可以让我们以更加良善、更具伦理的方式，进行更有力的全球健康实践，从而成为穷人、弱势者和受难者真正的伙伴。

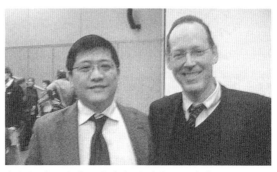

会议间隙之余本文作者与法默合影。在会议间隙，本文作者以同门和粉丝的双重身份请法默在他的作品合集《权力的病理学》（*Pathologies of Power*）上签名题词。他极为谦逊，落款时把自己称作"我们共同部落的成员"

2012 年在上海第二次见到法默，是在自己的意料之外，却是在凯博文老师的计划之中。早在 2007 年 10 月，凯博文利用学术假在上海和其他长三角地区进行短期访问时，就表达了这样一个愿望：期待有更多的中国同行能够了解法默和金墉的"健康伙伴"，以及他们在医学人类学和全球健康领域所做的杰出工作。而 2012 年 5 月哈佛亚洲中心在上海举行的年度论坛就是一个极好的契机。

这次为时一周的跨学科研讨会由哈佛上海中心承办，涉及的议题非常广泛，从亚太地区的老龄化挑战到商业领域的道德价值观，不一而足。与会人员有卫生部部长陈竺、时任上海精卫中心主任肖泽萍，以及徐一峰和严非教授等凯博文的同行和他当年在哈佛指导过的博士后。来自哈佛方面的嘉宾包括柯伟林、肖庆伦、傅高义、杜维明和德怀特·帕金斯等著名中国问题专家。而法默可能是应邀嘉宾中唯一一位缺少亚洲研究经验的学者。在哈佛校园或是海外任何类似的学术场合，作为公众人物的法默必定是被凝视和媒体追逐的焦点。然而，在这里他的"风头"似乎是被这些"中国通"抢走了。不过，法默倒是特别享受这种被忽视的感觉，因为不被关注的他有了难得的安静思考的机会。

法默在研讨会上多数时间是在听同声传译和记笔记。在闭幕式上，他应邀做了20分钟的主题演讲，介绍了"健康伙伴"的成长过程以及他和金墉力推的"贯彻科学"（delivery science）理念。凯博文作为主持人评述了一段话："1987年，当我的学生保罗和吉姆准备在海地创立'健康伙伴'时，坦白说，我有点迟疑。作为他们的导师，我不得不为他们的安全担心。因为这太冒险。但他们竟然干成了！而且把他们在海地的医院服务标准做成像美国的社区医院一样（甚至在有些方面还超过了），尤其是照护的质量（the quality of caregiving）。"

次日我们一同去苏州。在路上，凯博文

和法默非常轻松，大概因为一个多月前，法默的好同学金墉刚被提名为世界银行行长，他们就顺势提到奥巴马总统单独约见金墉时还专门讨论了他母亲邓纳姆的博士论文（*Against the Odds*），甚至还谈到了格尔兹和地方性知识。我当时暗想："美国总统这么懂人类学的，可真不多见。"他们俩开玩笑说，如果金墉在世行干好了，人们会说他是靠医学专家的本事。如果干砸了，那就是因为他是学人类学的……接着，凯博文跟大家讨论起他的书稿（《照护》）的几个章节。当然，法默还不忘调侃几位"对手"，其中有几位是凯博文当年的学术对头。对于一切出于专业嫉妒或者学术观点不同而针对他的善意嘲讽或者恶意攻击，法默基本上是一笑置之。

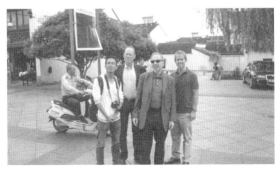

从右到左：法默的研究助理乔纳森·韦格尔（《修复世界》的编者）、凯博文、法默、复旦人类学硕士陈相超

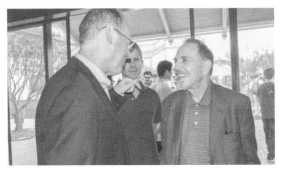

法默说他能在贝聿铭大师的家乡欣赏其作品，实在幸运。与此同时，他也在思考如何把苏州园林的建筑风格体现在他在海地等国即将新建的医院设计之中。他认为医院外观的美感也要和医疗服务的高质量相匹配

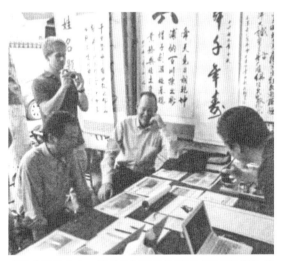

法默在街边小店，请书法好手为他写下"健康伙伴"等中文字幅

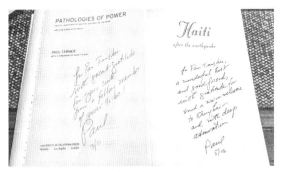

给本文作者的赠书留言与签名

到了 2013 年 5 月中旬，我前往哈佛亚洲中心参加年度学术讨论会。会议结束后，我和新西兰奥塔古大学的聂金保教授应法默邀请，一起去位于亨廷顿大街上的哈佛大学公共卫生学院全球健康研究所（法默时任所长）。因为赶时间，我们就从剑桥直接叫了出租车前往。在路上，我和聂教授的交谈引起了出租车司机，一位好奇的海地移民的关注，显然是因为他听到我们不断地提到"Paul Farmer"。然后，他利用等待红绿灯的时间，很快地在一张黄色便签上写了几句话，在我们下车之前说："麻烦你们把这个带给保罗。"当我到了研究所，把海地出租车司机写的便条交给法默，法默看着便条，微笑地说："你见到他了。"他没有丝毫的惊奇。对于波士顿的海地移民来说，他就是人人皆知的"圣徒保罗"。法默也熟悉了像出租车司机这样传递便条的问候方式。他显然非常享受这种与普通人保持联系的方式。这些普通人，对他来说就是最好的健康伙伴和同道。

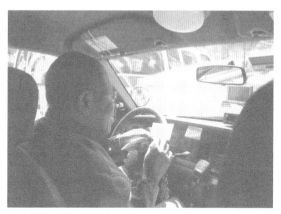

向法默传递小纸条的出租车司机

在治疗和照护过程中时刻陪伴着（accompany）这些苦难者，是《修复世界》一书的主旨，也是法默短暂人生中力图实现的基本价值。行文至此，我不禁想起一则有关法默的轶闻。在某次美国人类学学会年会（AAA）为法默专设的论坛上，学者们从不同的角度对法默的研究进行评议，气氛热烈，法默通过线上视频远程参与。在听完所有发言之后，法默不好意思地说："谢谢各位的精彩论述。你们说得太对了。太好了。我全盘接受。但我现在不得不去照顾病人，抢救生命了……"传输信号中断之后，与会者一片缄默。由于法默英年早逝，我无法当面考证此事的真实性。但或许已经没有确认的必要了，因为对于法默来说，众口烁金的学术交流，比起通过挽救一个个羸弱的生命来修复世界，实在是太微不足道了。

序　言

○比尔·克林顿（第 42 任美国总统）

我发现，在应对任何国家乃至整个世界最为紧迫的挑战时，竞争几乎总会带来富有成效的结果。这不足为奇——想想我们在商业领域总能听到鼓励竞争的声音，或者想想我们是如何评判一位资深爵士音乐家或运动员的成就的。然而，尽管好的政策会带来竞争者之间的紧张局面，但是当我们要解决面前的重大社会问题时，无论是气候变化还是流行病，我们明白彼此必须从竞争关系转向合作和伙伴关系。当这些问题不均衡地困扰到贫困和边缘人群的时候，尤其如此。作为一个医生、教师和影响力不断增加的政策影响者，保罗·法默花了三十年的时间，孜孜不倦地解决这种世界范围内苦难分布不均的问题。正是基于相信跨越不同国籍、阶层、语言和种族间合作的力量，保罗在哈佛医学院求学期间就创立了"健康伙伴"组织。那种坚定的信念和倡议年轻人参与其中的声音，正是《修复世界》这本演讲集的核心所在。

事实上，我是我们家最后一个认识保罗的人。在希拉里担任第一夫人期间，她就曾邀请保罗到白宫来探讨世界上一些地方所面临的严重健康问题——高度耐药性结核病。保罗曾经在海地、秘鲁和俄罗斯应对过这类疾病，他不仅参与治疗病人，同时还提出警告：如果无所作为，这种问题不会就此消失，而只会愈演愈烈。2000 年，当我在《纽约客》上读到关于保罗的文章时，我立刻让切尔西①关注这个人。切尔西告诉我，她早就知道保罗了，而且说了一句让我永远难忘的话，"他是我们这代人中的阿

---

① 比尔·克林顿和希拉里·克林顿夫妇的女儿。（若无特殊说明，自本篇起脚注均为译者注。）

尔贝特·施韦泽 ①"。

从那时开始，我有幸和保罗在海地以及遥远的卢旺达和马拉维等地一起工作了十多年。他不仅是我在全球健康领域最亲密的顾问之一，而且（和他的"健康伙伴"团队一起）是少数在实地提供医疗保健服务的人之一。保罗从不会停留在指出问题和抱怨问题，恰恰相反，他和他的同事们总是及时着手去解决问题。这正是为什么从南美到西伯利亚，"健康伙伴"团队一直在照顾那些最边缘的，正在遭受结核病、艾滋病和其他病症困扰的穷困病人。

无论对于我所在的政府，还是像保罗一样作为医生，在穷困、不平等和混乱环境下工作的人而言，艾滋病都是一个极大的挑战。在我的任期内，我们曾将用于艾滋病研究的经费增加了一倍，专注于构建一系列涵盖了从基础科

---

① Albert Schweitzer（1875—1965），著名德国哲学家、医生和音乐家，1952 年诺贝尔和平奖获得者。他是一位跨领域学者，其思想和工作影响了许多人。

学研究到临床试验的解决方案。有效药的数量
从 1992 年的 2 种增加到 2000 年的超过 24 种，
无数人从中受益。但是，把这些发现和成果在
世界上其他地方推广，一度——甚至直至今
日——依然是非常艰巨的任务，这也导致了保
罗更重要的第二次白宫之行，这次是在新一届
政府的邀请之下。

当历史学家们回顾乔治·布什总统在任期
间的作为时，我倾向于认为他们会认同我的看
法，即布什的主要贡献是 PEPFAR，也就是"总
统防治艾滋病紧急救援计划"①。但很少有人知
道，正是保罗让这一计划从理念——对很多人
来说就像天方夜谭——变为现实。当布什政府
开始对这项政策草案进行尽职调查的时候，他
们召集了包括保罗和"健康伙伴"成员在内的
很多医生——他们曾在海地的康热村通过抗逆

————————

① 全称为 "President's Emergency Plan For AIDS Relief"，该
计划由美国政府于 2003 年启动，旨在应对全球艾滋病疫情，自启动
以来已向全球超过 60 个国家提供了数百亿美元的资金援助，并为数
百万人提供了艾滋病预防、治疗和护理服务。

转录病毒疗法治疗艾滋病患者，并取得显著成绩。布什政府把康热的经验纳入政策范畴，让棚户区有了一席之地，这在抗击传染病的漫长历史中几乎从未发生过。而这也为 PEPFAR 的成功奠定了基础。PEPFAR 如今已经挽救了上百万人的生命，也成为了"健康伙伴"联合创始人金墉博士在担任世界卫生组织艾滋病防治部主任期间发起"三五目标"倡议（"3 by 5" Initiative）——致力于到 2005 年能够让 300 万人获得抗逆转录病毒药物治疗——的原因之一。

当我离任时，让数百万非洲人接受治疗依然是个梦想。我在 2002 年做的第一件事，就是发起由艾拉·马加齐纳领导的克林顿基金会艾滋病行动组织（Clinton HIV/AIDS Initiative，下文简称为 CHAI）。我咨询的第一个人就是保罗，他当时正在海地农村努力工作。几年后，在充分认识到增加资金投入和降低药品价格并不能解决保罗和金墉博士所提到的"交付鸿沟"问题后，我们和"健康伙伴"及当地卫生部门联合发起了"非洲农村倡议"。这项倡议致力于在卢旺达、马拉维、莱索托和海地的农村地区逐步发展医疗保健体系，因为艾滋病其实只是这些地区面临的众多卫生问题之一。在卢旺达，"健康伙伴"已经和当地卫生部门以及克林顿基金会紧密合作，成功让初级卫生保健覆盖了这个美丽国家的相当一部分人口。去年，卢旺达成为撒哈拉以南非洲地区接近实现艾滋病全域治疗的两个国家之一，这并非偶然。另一个国家是相对富裕的博茨瓦纳。卢旺达也是非洲唯一正接近实现联合国千年发展目标的国家。

随着因艾滋病、疟疾和结核病去世的人逐步减少，以及预期寿命的不断延长，新的问题出现了。不到一年前，我曾在卢旺达为可能是非洲农村地区第一个癌症治疗中心剪彩。在很多合作伙伴——包括"健康伙伴"和哈佛大学医学院——的帮助下，当地卫生部建立了这个癌症治疗中心。它无疑是我们见过的最美好的医院之一。它证明了汇集各方——包括发达国家和发展中国家、公共和私有实体，以及包括海地和美国在内的许多国家——能力和资源这种最好的合作方式所具有的潜力。

2004 年，海地再次发生政变，我们很难在当地继续展开工作。因为 CHAI 只能够在可以和当地政府一起合作的国家运行，从而保证产生最大影响。当保罗和他的家人一同前往卢旺达时，"健康伙伴"团队继续在海地开展工作，将公私合作的模式扩展到从多米尼加边境到海岸线的整个海地。几年之后，保罗从一个月内遭受四次飓风袭击的被淹没的城市戈纳伊夫打来电话，问我是否可以做些什么来帮助他们。几个月后，时任联合国秘书长潘基文任命我为联合国海地问题特使。这一想法是为了引入新的合作伙伴来更好地支持海地当地的企业和企业家，因为无论政治倾向如何，大家都认同，正是海地停滞不前的经济，成为保罗几十年来所目睹的当地卫生问题滋生的土壤，也让该国特别容易受到自然灾害的冲击。2009年秋天，保罗志愿成为我的代表，将他的一部分才能和精力贡献给海地，致力于改进海地接受外部援助的政策。

随后，在2010年1月12日，海地发生了地震。

保罗和他的家人当时刚离开海地，那天傍晚我们通了电话，我请他立即来联合国。我也在联合国大会上指出：海地迫切需要全世界的支持，以及一个可行的救助和重建方案。在希拉里的帮助下，保罗于一天之内回到了海地，最初作为医生治疗数量惊人的地震受害者，后来又担任政策专家帮助海地"重回美好"。他在《震后海地》一书中描述了这段经历，生动地讲述了那段艰难时光。地震后，随之而来的是霍乱流行，这也是有记录以来海地第一次发生霍乱。"健康伙伴"带来了至关重要的科学专家、医疗服务，以及针对口服疫苗的资金支持。

这本书中的演讲涵盖了上述及更多话题。

它们也充分展现了保罗的坚持。对于美国的年轻人，特别是那些有机会进入我们最好的大学和最好的医学院并随之进入保罗所开创的领域的人，如果他们同样怀有一个机会共享、责任共担的世界的愿景，保罗将是他们一生的老师。我经常在报刊和当面交流中说，个体公民从事公共慈善活动行为的涌现，是我们这个时代最有价值的趋势。这也是我为什么坚信保罗的努力值得被诺贝尔奖认可，从而激励更多聪明的年轻人追随他的脚步。

保罗的个人特质——他对公平的承诺，他为贫困者抗争的决心，他对患者和家属的持续关注，他坚持不懈地专注于制定良好政策并推动它们实现，以及他永不枯竭的乐观主义，都令他成为影响我们如何看待世界，以及激励我们每个人在各自的社区和世界上其他地方行其所行之事的最理想的老师。保罗·法默给予我们的灵感精华都蕴藏在这些文字中，在他迄今为止的生命的每一篇章中，以及未来的美好岁月之中。

引　言

○ 乔纳森·韦格尔（法默的研究助理，本书编者）

任何听过保罗·法默博士演讲的人都能感受到他的故事的魅力、他的睿智和充满远见的力量。当他讲述"健康伙伴"在海地、卢旺达和俄罗斯所从事的工作时，我们可以强烈地感受到，他已经明白做正确的事的价值是什么，那就是让这个世界变得更好。这非常鼓舞人心，但也可能会让人感到不适，因为这些正确的事和我们每天在做的事情是如此不同。他让我们正视贫穷和不公，而大多数时候我们都倾向于忽视这一切。他让我们关注那些正在承受痛苦，或者因缺少那些我们在街角药店就能买到的药而将要死去的人。我们不禁要问问自己，问问每个人，究竟可以做些什么，来减少这种巨大的社会不公？

本书集纳了保罗的一些最令人印象深刻的演讲，它们出自大学毕业典礼或其他公开场合。和他关于临床医学、全球公共卫生和人类学方面的很多著作不同，这些文章主要写给普通读者，特别是正在思考未来人生道路的年轻人。[1]我们希望，这本演讲集能够让各行各业的读者更易于理解保罗关于社会正义，以及和世界上的贫困者坚定地团结在一起的愿景。

"你们是我的英雄"

我是在 2005 年认识保罗的，当时他来我的高中做演讲。能见到这样一位有影响力的人我们都很兴奋，并期待会留下深刻印象和受到强烈启发。但我们都没想到，他如此风趣，他的强大气场让人觉得他似乎能从眼睛里看透我们每个人。他是如此真诚而又充满热情，把那些复杂的想法讲得容易理解又令人兴奋，同时让我们每个人都感觉他就像个同龄人、伙伴或是志同道合者。

他的演讲详细介绍了"健康伙伴"在海地农村贫困的棚户区里为艾滋病患者提供治疗所做的种种努力。我很受感动，也深受启发，同时也感到非常难过。我的计划表里满是生物课、钢琴课、海外实习，以及所有其他和保罗所描述的海地艰难困境截然不同的事情。我的主要目标是进入大学。我应该利用自身的优渥条件去帮助那些千里之外生活在不幸环境中的人吗？

演讲过程中，有人问了一个略显尴尬甚至有点冒犯的问题——成为英雄究竟是种什么感觉？"好吧，"他毫不犹豫地回答，"你们就是我的英雄。""你们"指的是礼堂里的所有人，所有挤在礼堂里的人。"事实上，你们就是我的退休计划。"这种说法现在听起来可能有点老套，但我们能够感受到他的真诚。无论是在美国还是世界上其他地方，保罗·法默都很受欢迎；如果他不相信学生能够在推动全球健康公平运动中发挥关键作用，他就不可能来到我们高中。

一年之后，我入读哈佛大学，这种认识变得更为清晰了，学生才是保罗愿景中那个更人道的世界的主角。除了管理医学院的一个部门、布莱根妇女医院（Brigham and Women's Hospital）的一个分支机构、公共卫生学院的一个中心，以及继续从事"健康伙伴"的工作和拓展，保罗和"健康伙伴"的联合创始人金墉还抽出时间，为我参加的一个全球健康学生小组担任顾问。有时他们会提出让我们组织活动，有时则会征求我们对于他们正在开发的课程的建议。他们总是渴望吸引更多学生关注全球健康。关键在于，他们非常重视我们，重视我们这些想成为一些重大和重要事情参与者的学生。

在我高三那年，保罗、金墉和凯博文共同开设了一门新课程[2]，它正是我们所期待的内容：关于全球健康的整体介绍。每周的办公时间，教授门前都会排起长队，直到所有问题得到解答，他们才会离开。（后来我了解到，为了让我们这些学生满意，保罗经常错过会议和航班，这总让他的团队感到苦恼和慌乱。）

一年后，我加入了保罗的"健康伙伴"团队。迎新活动包括一封来自保罗本人的、只有一行字的黑莓风格的电子邮件——"这将是一场火的洗礼。"没有人比他更适合讲这句话了。保罗对自己的事业每时每刻都全身心地投入。每个和他一起工作的人都会受到感染和鼓舞，而且希望能够和他一样。我很快开始帮助保罗准备演讲、编辑图书和文章，陪他一起飞往全球各地，努力培养致力于和社会不公抗争的年轻人。

对抗想象力的失败

在我工作六周之后，海地出现了百年未遇的霍乱。在整个 20 世纪和 21 世纪初期，这种出现于 19 世纪的疾病依然存在于很多极端贫困的地区，但长期被看作"西半球最贫穷国家"的海地一直幸免于难。这一切在 2010 年 10 月发生了改变，也就是 7.0 级地震将首都太子港的大部分地区夷为平地九个月之后。霍乱爆发后几天内，海地当地和国际社会各界的反应看上去不足以阻止巨大痛苦和死难的继续发生。保罗立即投入工作，试图扭转这个陷入困境的国家即将面临的残酷命运，他已经在其中工作了三十年。

在保罗的课堂上，我们认识到想象力的匮乏如何影响了全球为对抗艾滋病、结核病、癌症和其他现代瘟疫所付出的种种努力。[3] 当面对穷人的健康问题时，公共卫生政策制定者因为严格遵循"成本效益"准则，常常在应对全球健康问题的重大挑战时显得无力。这种按优先级排布事项的准则的确有它的价值，但也只是若干方法之一。"只有廉价医疗服务才适用于贫困环境"——有次课堂上，保罗对这种匪夷所思的结论进行了精辟的评价——"这其实是给贫困者的廉价的无用之物"。

一旦脱离实际，"成本效益"分析往往会让结论变得不准确甚至不合伦理。举个例子，2002 年的一项研究得出，在非洲，预防新增艾滋病感染比治疗艾滋病患者的投入产出比高 28 倍。[4] 研究者因此建议，对 2500 万在非洲已经感染艾滋病的人不予治疗，因为拯救他们的成本太高。试问，一个善良的人怎么会做出这样荒谬且毫无根据的建议？当这么多人的生命处于危险之中时，是否有人有权仅凭成本效益等分析工具，就可以下这样确定的结论？这正是保罗所提出的问题。

简言之，得出这些建议的原因可能是想象力的失败。这篇 2002 年的论文的作者只是把"成本"和"效益"视为前提就得出了结论，但事实证明，这两者都具有很大的可变性。从成本来看，不到十年间，艾滋病治疗费用就从每位患者每年 1 万美元，下降到每位患者每年不足 100 美元。与此同时，治疗艾滋病的药物比最初设想得更为有效。联合用药方案不仅可以长时间有效抑制病毒，还能够将传播率降低 96%。[5] 可以说，治疗本身也是在预防。如今，全世界超过 800 万名患者正在接受治疗，而其中有 600 万人居住在非洲。[6] 但在 2002 年，几乎所有领域的专家都无法想象治疗艾滋病的成本效益实际上究竟会有多大。

这个例子也向我们揭示，套用梭罗的话，全球公共卫生专家有时候成了他们研究工具的工具。[7] 而在处理跨越国界、在贫困人群中蔓延的致命传染病时，这就成了一个问题。因为速战速决永远不足以遏制真正棘手的疾病，或者保护那些最易受到疾病影响的人。

我们在海地再次认识到了这一点。2010 年底，世界卫生组织和其他公共卫生领域的重量级人士纷纷着手制定关于海地霍乱的政策建议。如果这种情况发生在美国或其他富裕国家，他们一定会用上各种手段，而在海地的震后援助中，他们则犹豫不决，只是有选择地使用了某些干预手段。尤其是口服霍乱疫苗因为"太昂贵"或"运输起来太复杂"而没能提供给海地。保罗的那些学生会明白，恰恰就是这些观点成了国际社会对疟疾、耐药性结核病、艾滋病、心脏病、精神疾病和世界上穷人正遭受的很多疾病减少投入的依据。其实这些依据往往是不准确的：这种疫苗是口服的，而且两剂只需 3.7 美元；如大规模量产还可以进一步降低价格。没有比这更简单的提供医疗保健服务的方式了。陪同保罗从纽约的政策制定会议到海地当地的霍乱治疗现场，我感觉自己就像坐在一个观察席上，见证着全球健康领域一段悲惨经历发生的全过程。

可想而知，这种"成本更低"的做法没能阻挡住霍乱的传播。几周之内，这一传染病迅速蔓延到整个国家，海地多地出现安全饮用水和现代卫生设施不足的问题。数以千计的人死于多数情况下仅靠补液就可治疗的疾病，而疾病则继续以惊人的速度传播。发生在海地的霍乱传播如今已成为过去半个世纪全球影响最大的传染病事件。

如果有更有力和更全面的应对措施——包括霍乱疫苗和其他干预措施——是否可以阻挡霍乱的蔓延？我们永远也不会知道了，但它肯定能减慢疾病的传播速度，它也能够挽救数千人的生命。

霍乱袭击海地一年半后，在和海地卫生部以及另一家海地非营利医疗组织的合作下，"健康伙伴"终于获准在当地开展疫苗接种工作。从 2012 年 4 月到 6 月，接近 10 万的海地城乡居民接种了两剂疫苗。当然，宣布成功还为时过早，但迄今为止的消息都是积极的：人们对疫苗的需求很高，海地卫生部决定在联合国和其他国际组织的支持下，扩大疫苗在全国的接种范围。世界卫生组织也批准了这一倡议。当然，对霍乱的长期有效控制，需要在整个海地建设健全的供水和卫生系统，这需要时间。[8] 但在此期间，如果我们不去倾尽所能地减缓近年来世界上最严重的霍乱流行，那将是非常愚蠢的。

正是因为想象力的失败，才会得出那些结论——无论是无法在非洲彻底治好艾滋病，还是无法把霍乱疫苗运往海地。在我看来，本书正是为了扭转这些观点而做出的一种努力。

陪伴

为什么在思考穷人的健康问题时，降低标准变得可以接受？我们如何开启全球健康领域更大胆的篇章？第一部分的演讲希望读者可以认真思考这些问题。保罗鼓励我们**重新想象**公平：我们希望生活在一个什么样的世界中？如果下一代人更认真地对待贫穷和不平等，我们的世界会变成什么样？如果要实现这一愿景，我们要采取什么行动？

全球健康公平工作的一个必要组成部分，是一群致力于为穷人服务的医疗专业人士。在保罗的医学院毕业典礼演讲（很多出现在本书第二部分）中，他希望新医生们在尖端实验室或是临床设施之外，能够始终牢记这个大背景。富裕国家在全球健康领域的研究和实践前沿，展现了现代医学的前景。但如果没有公平的计划，这一前景对全世界数十亿人来说依然无法实现，而正是他们，承担着最大比例的疾病负担。保罗并没有让每个人都放弃他们正在做的事情转而投身于全球健康第一线——他一直以来都是科学创新的坚定支持者，而且认可所有致力于推动科学前沿发展的人——他只是希望，（广义上的）每位医学界从业者能够记住，即使是最伟大的治疗和诊断上的突破，如果不能惠及它们原本要帮助的人，也就没有什么意义。

保罗还鼓励那些新医生牢记传统照护[9]的重要性。他简单总结了照护他人的工作内容——上门拜访，帮助他们配药，为他们洗碗。用这本书中反复出现的一个词来形容——陪伴（accompaniment）。保罗建议，医生、护士和社工应该成为患者的"陪伴者"
(*accompagnateurs*，这个词来自海地的克里奥
尔语)。"陪伴"实践正是"健康伙伴"在世界
上最穷困的地区治疗各种复杂疾病——如癌症、
耐药性结核病、艾滋病、抑郁症等——的时候，
能够取得显著临床成果的主要原因之一。[10] 通过
致力于解决剥夺数十亿人基本权利的社会和经
济上的匮乏（即本书第三部分的主题），"健康
伙伴"团队得以从根本上——贫穷、失业、无
家可归、饥饿、破旧的学校和医院、市政供水
和卫生系统资源的缺乏——解决卫生问题。正
如保罗对医学院毕业生的提醒，陪伴不仅仅是
基于人道主义的实践，也是最佳实践。

　　但是，正如第四部分的演讲所彰显的那样，
陪伴远远超出了临床范畴。保罗把它看作"救
助"工作的一种新模式。"陪伴"究竟意味着什
么？虽然初看会觉得很简单，但我认为它其实
是本书所有演讲中最难掌握的概念之一。没有
比它更能够激励保罗工作和愿景的概念了。用

保罗自己的话来说：

> "陪伴"是个有弹性的词。它具有基本的日常含义。陪伴一个人，就是和他或她一起去某个地方，一起吃饭，一起经历一段有始有终的旅程。陪伴中有着神秘、开放和信任的元素。陪伴者会说："我会和你一起，无论你去哪里，我都会全程支持你。在一段时间里，我会和你共命运。"这里的"一段时间"，并不是指很短的一段时间。陪伴指的是坚持做一项任务，直到它被认为已经完成——不是由陪伴者，而是由被陪伴的人认定是否完成。[11]

"陪伴"不同于"援助"（aid）。"援助"意味着短期、单向的经历：一个人提供帮助，另一个人得到帮助。陪伴意味着放弃帮助的临时性和指向性，意味着对另一个人的无限期承诺，也是最深层次意义上的伙伴关系。

"健康伙伴"正是建立在陪伴的理念之上。

保罗和"健康伙伴"的每一位成员，承诺选择这种更长期、更不可预期的方式来服务穷人。他们带来了各种资源——医疗、人力和资金支持——但并没有把他们的计划强加给受益人，而是去建立伙伴关系，用各种方式陪伴，而不是去主导。"健康伙伴"希望能够用谦逊、信任、耐心和坚持，来取代传统对外援助那种高高在上的方式——用陪伴替代援助。

这并不简单。它意味着"极端可用性"（radical availability）。（保罗几乎每时每刻都在工作，尽管朋友和家人们经常试图让他休假。）它意味着这项雄心勃勃的工程可能需要数年才能完成，并且过程中也不太可能像很多捐助者所要求的那样，经常产生可量化的成果来进行影响力评估。[12] 也就是说，它可能意味着屡败屡试。保罗在本书的一篇演讲中提到："即便在今天，承认这一点也不容易。我们大多数的尝试都失败了……因为一直被那些常规要求所干扰，我们一再回到提升护理标准的任务中。"[13] 这种不惜一切代价为穷人争取公平待遇的做法，才是陪伴的本质。

***

过去两年间，我对"成为一名陪伴者意味着什么"有了一点了解。保罗是第一个提出"每个人都需要陪伴者"的人，而他自身就是个完美的陪伴者。正如他在这些演讲中所展现的，在他无法掩盖的幽默感之下，隐藏着无尽的忧虑、怀疑和恐惧。对于团队中的任何一个人来说，成为他的陪伴者并不容易。除了经常通宵达旦和最后一刻争分夺秒的狂热，我们发现自己很难追赶上保罗为不公而进行抗争的坚定而炽热的努力；有时也为感到自己不够格、受挫和微不足道而苦苦纠结：有时候我们想提前一个晚上下班。"极端可用性"意味着身体、心理和情绪上的全方位的挑战。然而，随着时间的推移，我渐渐意识到，即便是走向更包容、更有同理心的愿景的一小步，用任何方式做一点点努力，都能让你成为保罗团队中的一员。

可能我们没有一个人能够像保罗·法默一样，让历史的弧线转向正义。但正像保罗在这本书中时刻提醒我们的那样，无论我们走在哪条道路上，都可以通过某种方式——无论多么微小——努力成为一个陪伴者，来陪伴那些没能获得健康或好运的人。如此看来，我们每一步的努力，都是在帮助修复这个世界。如果我们这一代和我们的后辈都能从心里认同保罗的主张，我毫不怀疑我们能够推进现代性的前景——远离贫穷、过早死亡和不必要的痛苦，推动世界走向公正、和平与繁荣。

第一部分

重新想象公平

对我们大多数人来说，"现代医学"这个词让人联想到 20 世纪中叶以来人类健康水平的快速提升，以及世界上很多地区死亡率的显著下降。的确如此。过去 60 年来，医学和公共卫生的进步令人惊叹。但这种欢呼往往掩盖了一个事实，即太多的人根本无法获得医疗服务。正如我所在的医学院的学生所说，这是本书第一篇演讲《〈年轻医生〉灵魂的普遍麻木？》中传递的关键信息。

"麻醉"（anaesthesia）一词在这里不仅仅是个隐喻。无论在分娩还是在手术中，减轻疼痛都是麻醉所要达到的目标。减轻疼痛也被当作对现代性的追求，甚至是文明的标志。[1]

当历史学家德鲁·福斯特把美国内战描述为"医学的中世纪晚期"时，她的意思是，就当时战争的机械化程度而言，任何减轻伤员痛苦或减少因拥挤和战地手术带来的感染并发症的实际能力都无法应对。[2]这场战争中有约75万人丧生，大多数人都死于"营地流行病"（camp epidemics）——其中伤寒高居榜首——或死于伤口和截肢引发的葡萄球菌和链球菌并发症。这的确是医学和公共卫生的黑暗时期。

1865年以来，这一切已经取得了巨大进步。我们看到生物医学领域显著的技术进步；曾经夺去不计其数生命的瘟疫，如今是可治愈的，甚至可以预防。1865年和现在的区别在于一个概念——分诊。有机会活下来的人和被放弃的人之间的界限逐步靠近，越来越多看上去没有希望的病例渐渐能够得到医治。

然而，现代医学的成果对那些最需要他们的人——穷人和其他弱势群体——来说，还很遥远。贫穷本身就会带来人群的分层。贫穷的人往往也是残疾和疾病比例最高的人群，因为在一个关注**支付能力**优先于**实际需求**的医疗体系中，穷人被视为最不值得的医疗保健对象。在贫困环境下，医疗工作者往往数量很少而且会被当作失败者，这种境遇会让人想起多年前的战地医疗工作者。我们被要求减少把资源"浪费"在那些境况不能得到明显改善的人身上。面对资源限制，贫困环境下的医生和护士们必须能够让自己的热情不被耗尽。[3]

这种对改善病人和穷人境遇期望的逐步降低，正在让我们和全球健康工作的初心背道而驰：建立一个能够让病人、穷人和其他人一起，公平分享地球上丰富的医疗和其他资源的世界。然而，医学界常常把公平问题留给别人去担忧。[4]

因为对很多事情的麻木，我们经常忽略公平。这种糟糕的麻木之所以会发生，主要是因为我们生活在一个极度不平等的世界之中。在这些重新出版的演讲中，我区分了"**事件性暴力**"（event violence）——如战争和种族灭绝，以及伴随贫困和各种不平等发生的微妙的"**结构性暴力**"（structural violence）。心理、道德或经济上的麻木，成功地让我们对"结构性暴力"变得迟钝。我们将健康、收入和运气方面的差异视为"理所应当"。"结构性暴力"从来不是任何个人的问题。

风险和结果的不对等，以及我们对它们的包容，恰恰证明了这种麻木的有效性。发表毕业演讲时，我们面对的是一群向往成功的听众：来自美国顶尖大学的毕业生和他们的家人。大多数人没有亲历过战场，也没有在几乎每个国家都存在的贫困和动荡的环境中生活过。然而，很多人可能曾去这样的地方访问或短暂工作，有些人也会和内心的疏离感作斗争，这种疏离感在特权阶层的年轻人中很常见，他们开始意识到自己是一群幸运儿。很多人因为这种疏离的痛苦放弃了修复世界的努力；另一些人则因为从事社会公正的工作中不可避免的种种不适而选择离开，这些不适不仅仅是心理上的。最初在海地农村工作的那些年里，我经常会充满这样的感受和疑惑，而在二十多年后，在这个国家——我最伟大的老师——遭受那场夺去 25 万多人生命的地震的时刻，这种感受再次浮现。

如何让人们关注和反思公平与麻木的问题？也许讲故事是最好的交流方式。这些演讲——无论是《（年轻医生）灵魂的普遍麻木？》，还是《对抗想象力的失败》——大多源于我本人或他人的亲身经历。我并不想通过引发痛苦来摆脱麻木，而是希望在某种程度上让人们意识到那些我们已经知道的残酷真相。我毫不犹豫地相信，贫困和不平等正是我们这个拥挤而美丽的星球所面临的两大问题——不是唯一的问题，但或许是最为严峻的问题——如果它们能够得到解决，我们将更接近于解决其他一系列的问题。

（年轻医生）灵魂的普遍麻木？

布朗大学医学院，毕业典礼

2001 年 5 月 28 日

上周一，我坐在海地农村的诊所里，意识到自己不停地冒汗可能有两个原因：一是天气太热，我们在诊所里总会出汗；二是我很害怕做这个演讲。这种恐惧来源于两方面：首先，非常荣幸今天能来到这里，这是你们经历宣誓和人生转折点的时刻；其次，大多数毕业演讲都无趣而且容易被遗忘（有些演讲之所以被人记住，主要是因为它们实在太无聊了）。

意识到后面这一点让我心生恐惧。我坐在那儿，听着外面人群的声音，努力回想自己在高中、大学、医学院或者研究生院听过的任何毕业典礼演讲中的一个片段、一个词或一个观点。但我什么也没想起来。当然，我对此非常抱歉，这些演讲中肯定有很多精彩的内容。我可能当时不专心，或者被随后喧闹的毕业典礼吸引了。我不太确定当时发生了什么，但让这些演讲"消失"的，既不是神经系统，也不是血管问题。（作为一个传染病学专家，我必须补充一点——也不是栓塞问题。）这些演讲就好像从未曾出现在我的大脑里！

那个周一，我意识到我有一周的时间来找到所谓的"蟑螂–汽车旅馆"（roach-motel）方法：让这些演讲"登记入住"，而且再也不"退房"。我如何能够找到一种方法，让我的演讲内容进入你们的大脑并留在那儿？

周二，我做了一番文献检索。在海地农村，我们无法访问美国国立医学图书馆（MEDLINE）[5]，所以我试图在自己的图书馆里检索。我已经在海地住了很久了，可以说有不少收藏。我想起了英国作家 P. G. 沃德豪斯提起的关于一场印象深刻的毕业典礼的故事。这是一个关于奥古斯图斯·芬克-诺特的故事，他是个书生气十足的爬虫学家，被强行请来给一个男校的毕业典礼发表演讲。我记得他也非常害怕，他肯定讲了些什么，但我确实没有什么深刻印象。

出诊时间结束后，我找到了这个故事。重读这个故事并没能让我平静下来。事实上，曾经让我觉得好笑的部分，现在只会令人冒汗和发抖。芬克-诺特一贯是个节制的家伙，但这次上台前也破了例。他冒犯了台下那些尊贵的听众，当有个孩子没能回答出"某个家伙的名字"时，他开始指责获得知识奖的人在作弊。沃德豪斯对演讲的评价是："它不过就是任何一个议会成员都会和你讲的——如果你想要真正的雄辩之术，上台前小酌一杯必不可少。除非你喝得酩酊大醉，否则不用期待人们能记住什么。"[6]

这个忠告并没能让我有所收获。即便不需要从波士顿开车到普罗维登斯，一大早就已经够令人不安的了。为了提出一两个让人难忘的观点，我肯定还能做点什么吧？周二晚上我几乎整夜没睡，噩梦里交错着一段模糊不清的演讲，还带有对你们校长的冒犯。

周三，我决定基于数据来完成我在布朗的演讲。这显然需要更多的研究。不过，一个哈佛教员还能想到什么其他办法呢？我对海地中部的全部人口进行了一项双盲对照研究，还从哈佛大学公共卫生学院请来一个庞大的研究团队和昂贵的顾问团。

调查显示，健忘症和毕业典礼演讲存在统计意义上的显著相关性。诚然，这次数据中的 N 值很小：这里是海地中部，没有多少人有机会上高中，更不用说研究生了。但是卡方检验不会撒谎：如果我遵循常规，机会很渺茫。我因为恐惧而不是疟疾在发抖。我应该像芬克－诺特那样吗？或者有必要为了做好一场毕业典礼演讲而叫个代驾吗？

星期四，我禁食并祈祷。我点了香，一边念经一边打坐，直到双腿开始发麻。医护人员和患者都想知道发生了什么，因为我平时是个随意的人。但这还是没能带来什么灵感。

星期五，我硬着头皮用了内科的方法：我去"看医生"了。

在海地的深山之中，住着一位有智慧的妇人。她被称作"mambo"，也就是好莱坞所说的"巫毒女祭司"。我认识她很多年了，据说她无所不知。她有点像《黑客帝国》里做烘焙的那个女人，尤其是那天她坐在一张矮椅上，在烧焦的锅里搅拌东西的时候。

我讲述了我的困境。随后陷入一段漫长的沉默，我的这位祭司朋友没有停下她手里的工作。

"首先，他们为什么请你给他们去做演讲？他们要成为结核病专家？发烧友？还是其他什么？"

"不是的，"我说，"各种各样的人都有。从精神科医生到外科医生，还有科学家。"

"哦，那很好，"她说，"我们需要各种各样的人，就像你们国家的那些人常说的那样，虽然可能不那么真诚。但这依然无法解释他们为什么想要请你去跟他们分享。"

这一切太像《黑客帝国》中做饼干的女士告诉尼奥"他不是那个人"的场景了。我一定看起来很沮丧，因为祭司的语气听上去更加友善了。

"现场还有些什么人？"

"学生的父母、老师和校长。还有各种各样的亲戚。"

"啊，对，"她说，"对他们'重要的人'，你们国家一般这么说。"

"是的。我特别紧张，我希望讲一些有价值的事情，但只有几分钟。"

"我知道你的问题在哪儿了，"她说，继续搅拌着，"我开始记起一些什么。一个反复出现的梦。演讲的学校叫什么？"

"布朗。"我说。

她吃了一惊，抬起了头，露出灿烂的笑容。

我知道她从来没离开过海地，至少肉身没离开过，因此我在想她想到了什么。

"布朗！现在我终于理解我那个梦的含义了！"

我觉得这是个好兆头，但还是很困惑。

"孩子，看那里。你看到了什么？"她低着头指向她的左边。一只蜂鸟盘旋在开着鲜红花朵的灌木丛上。

"一只蜂鸟。"我说。但在克里奥尔语中，*wanganeges* 这个词的意思是"女性魅力"。它可以被研磨成粉末，不过不是用于帮助发表有意义的演讲，而是用来诱惑女性的。我还是没能看明白这和我所处的困境之间的关联，而且知道粗俗的前女权主义做法在布朗也不会受欢迎。毕竟，吸引全体观众才是目的。

"是的，的确如此。*Wanganeges*。在拉丁语里是 *archilochus colubris*。它在哪里来着？"（她继续戏剧性地发问。）

"它在你身旁的芙蓉花丛中嗡嗡作响。""芙蓉"在克里奥尔语里是 *choublak*，据称是因为20世纪早期美军占领海地时，这种花被用来擦亮靴子。黑色的靴子，美丽的花，难听的名字。

"它的喉咙处是什么颜色？"她问。

"红色。"

"不对，傻瓜，它喉咙处的羽毛是棕色的。这是有联系的，棕色是白色、黑色、黄色和红色的混合色。还要记住，蜂鸟进食时的心跳每分钟高达1200次，比任何生物都要快。现在告诉我，演讲要在哪里进行？"

"普罗维登斯，罗德岛。"

"普罗维登斯！在一个岛上！这太有意思了。一切都说得通了。"

"不是的，它不是真正的岛屿。"

"真的吗？我想'天意'①也是个巧合？和我的梦无关？"她有些顽皮地挑了一下眉毛。

"听着，"我说，鼓起一点勇气，"你到底想

---

① 英文中，"天意"（providence）和"普罗维登斯"（Providence）是同一个词。

说什么？"

"不要打断！现在一切都很明朗了。你要去一所棕色①的大学，向他们讲述天意，提醒他们并不是真的生活在一个岛上。就像 choublak 这个词，它既美丽又丑陋，你会讲一些尖锐的话，但会以一种友善的方式讲出来。你会像鸟儿一样飞到那里，而不是划船，即便到达大多数岛屿都需要船。"

"啊，"我说，"所以蜂鸟就是这个意思？"

"不是，傻瓜。蜂鸟的意思是你会让他们着迷，即使你的心跳会很快。"

我惊呆了，什么也说不出来。这的确看上去把一切都连起来了。但这对我的演讲又有什么帮助呢？

"我会给你四个建议，"她开始严肃地总结道"第一，在这种场合下，讲一些轶闻是可以的，你应该讲讲你那些穷困的病人。第二，不

---

① 英文中，"棕色"和"布朗"是同一个词，brown。

要引用狄更斯或莎士比亚，不要用拉丁语，内容要有分量但讲述要轻巧。第三，面对如此多样化的听众，你不可能取悦所有人。关注那些要获得学位的人，但不要试图讨好他们。比如，开场不要讲'呦，最近怎么样？'。第四，因为这里是布朗，要小心不要冒犯任何人。他们对此可能会非常敏感。你可以在确保政治正确的同时直奔主题。"

我仔细做了笔记，感谢了她，带着新的目标离开了。我还有一整个周末可以准备。

现在你们已经听过了我把这些想法组合在一起的故事，你们已经成功一半多了！在我讨论小写的"providence"之前，请允许我最后再作一个概括性的评论，就像我的祭司朋友给出的四点建议一样。我并不认为某个医学专业在某种程度上优于另一个医学专业。的确，我也会在布莱根医院和心脏病专家开玩笑，谈论他们的工作一定很令人"兴奋"——他们所有的病人都患有同一种疾病！我也喜欢偶尔开玩笑说，向整形外科医生隐藏一些东西的最好方法，就是把它们写进文献里。但我希望对你们所有人说，无论是未来的病理学家还是成长中的内分泌专家，请允许我用典型的布朗的传统方式向你们致敬，称你们为"有不同能力的医生"。接下来我要讲的，适用于医学和医疗研究的所有分支。

天意。好运，无论是否应得。正如医学领域正在发生巨大变革，你们也正在经历转变。我在这里用了"转变"（transformation）这个词，因为这种时刻经常是转化性的：你会被要求关心他人而不仅仅是关心你自己，其中很多完全都是陌生人；并且不是随便的什么人，而是病人和弱势群体。当然，几乎所有为人父母者都会在有需要的时候这么做——特别是母亲们。你这么做不是因为病人是你的孩子。你这么做是因为他们是你的病人，值得被全心对待，值得你提供最好的服务。这也是医学可以做、应该做、必须做的。

做到这一点很难，但大家也都达成了共识。最难的问题是关于谁会成为病人——我指的是**你们的**病人，毕竟每个人最终都会是病人。但是谁能随时获得最好的药物，很大程度上取决于近来研发的新技术，而所有这些技术在这里都能获得——这似乎是天意。并且，能够使用它们的人显然并不是最需要它们的那些人。

对于今天所说的卫生科学，象牙塔是为医学提供支持的最佳选择。上百年前物理学的大跃进，如今正发生在医学领域。这是好消息。坏消息是，除非我们将**公平**作为宗旨，否则，我们就成了助推最不需要帮助的人获得最好的照顾而让数十亿患者无法得到合适医疗救援的一方。

四个要点都包含其中。但是现在，借用娱乐节目主持人的说法，下面进入提问环节。

***

我们应该忠于谁的利益？当然是弱势群体。在一个电话会议不断的忙碌夜晚，得出这一结论很容易，因为事情就摆在你面前。但如果事情没这么紧迫呢？如果你正在实验室里忙着推动医学进程呢？我们都知道，疾病对于贫困或边缘群体来说负担最重，但他们又得不到良好的救助。到目前为止，当所有医生联合起来的时候，我们依然主要为自己而战。未来，我们这个联合体需要更强有力地关注弱势群体，甚至要超过我们对彼此的关注，否则我们就会从一个湿滑的斜坡不断往下滑落。我这里说的斜坡，并非是从扑热息痛到咪唑安定，再到氟烷，而是无意识地滑向灵魂的麻木。处于这种麻木之中，多数情况下我们都能够正常工作，但可能错过现代医学所面临的重大问题。这也就引出第二个问题。

***

话说回来，我们究竟为什么要担心灵魂的普遍麻木？正如任何实习生都会告诉你的一样，在一个艰难的待命之夜后，忘掉一些事情情有可原。但是灵魂的麻木可能会让人选择用更廉价的治疗方式；事实上，它正在发生。我们依然可以自豪地指出志业（vocation）和工作（job）的区别。然而，如今医学比以往任何时候都需要关注服务，而非传统意义上医学带给我们的那些回报。治愈、预防、减轻痛苦和磨难、安慰——所有这一切都是我们要做的，也是我们所收获的。

医疗的商业化——出售健康服务——依然在快速发展，并忽视了那些无力负担的人。即便在日常对话中，我们可能也很难听到柏拉图在《理想国》中所说的那番话："那么告诉我，你刚才所说的医生，他是个商人，赚取酬劳的人还是个治病救人的人？"[7]（注意，这里我没有打破不说拉丁语的规则，因为柏拉图是希腊人，不是罗马人。）

即便在这个富裕的国家，医生们也无法保障所有人都有医疗保险；大多数医生甚至都没有参与到这个话题的积极讨论中。而在世界上很多其他地方，包括我所工作的国家，情况更为糟糕。公平在"水蛭时代"①是一回事，在我们的时代又完全是另一回事。就医学而言，我们这个时代最奇特的事情都和技术的重大变革相关。这也引出了第三个问题。

***

21 世纪的医学有什么不同？这些变化和灵魂麻木又有什么关联？简单来说，如今的医疗条件和水平确实发挥了作用，或者可以是起作用的。我不能充分谈论最好的时代和最坏的时

---

① 指欧洲历史上使用水蛭进行治疗的时期。

代，因为这会打破祭司朋友的规则，但想想看：无论你想选择什么专业方向，你接下来所从事的，将完全不同于仅仅一代人之前的实践。人类基因可以测序。药物是被研发出来而非偶然发现的。外科手术更安全，侵入性更小。十年前还被认为无法治疗的疾病患者，现在都能够得到有效治疗。但所有这些医疗进步都仅仅适用于"某些人"。你们这一代人将面临贫富差距的进一步扩大，一些人能够得到越来越有效的治疗，而另一些人则被遗忘。更糟糕的是，那些被排除在外的人才是最应该受益的。

拿艾滋病治疗来看，这是对于所谓希望的最新的指责。过去五年来，美国的艾滋病死亡率一直在显著下降。医院接到的艾滋病病例也在减少。这很大程度上是因为对病毒治疗水平的提升。但这些医学上的进步仅仅让一小部分人受益。对于大多数和艾滋病毒共存的人而言，这些救命的药根本拿不到。这当中的理由各种各样。我的"交易工具"——再次声明，我是个传染病学家——在一些人看来是不划算的，他们看中的是资金的使用效率。在狂热崇拜金钱的时代，要打破市场逻辑做事，很难不被视为愚蠢的或不负责任的。在海地农村这样缺少公共卫生设施的地方治疗艾滋病，则被认为是"不可持续的"，或者"不具备合适的技术"。

所有这些理由，从成本效益到可持续性，都可以成为开启或结束一场对话的由头。但根据我在国际卫生领域的经验，一旦争论起这种治疗方式的效率高不高，很大程度上会结束一段关于贫困病人的不受欢迎的对话。在 4 月 29 日的《纽约时报》第六版中，你可以看到一个美国财政部高级官员反对把艾滋病药物给到需要它们的地方的一项方案。这篇文章中说："他表示非洲人缺少必要的'时间观念'，暗示他们不会受益于那些需要在特定时间和治疗周期内服用的药。"[8] 这些观点结束了这场讨论，因为那些本来想继续推行这一方案的人也陷入了深度麻木之中。

这也促使我思考第四个问题——毕业那一刻，这个问题无疑也出现在你们的脑海中。

***

克雷布斯循环（Krebs cycle）[9]中的关键步骤是什么？好吧，开个玩笑。毕竟祭司朋友曾嘱咐我："内容要有分量但讲述要轻巧。"

继续第四个问题：我们衡量职业成功的标准究竟是什么？回答有关未来的问题需要预言能力，而我的祭司也不在这里。但我相信，我们都会把为那些极度穷困的人所作的努力作为评判标准。旨在将预期寿命延长十年的主张，将会继续在富裕世界里被大力推行，但只有全世界所有人都变得麻木之后，历史才会用富裕世界的预期寿命作为评判标准。不过，一定不会是这样的，那些严谨的评判者会关注穷人预期寿命的下降情况，无论他们身处何处。

未来的历史学家会如何评价我们过去十年

里所采取的行动？十年来，1000 万非洲儿童因艾滋病成了孤儿，海地和其他十几个国家的预期寿命直线下降。而即便对于那些贫困者预期寿命确实有所上升的国家，又怎么解释它们的上升速度远远慢于其他人群呢？

很多人记录了贫穷和社会不公对传染病分布和传播的影响。在海地、秘鲁的贫民窟或监狱开展工作时，这些问题是我们的首要关切。然而，在富裕的环境下呢？对于那些非传染性疾病呢？在《新英格兰医学期刊》上发表的研究记录了种族主义对于冠状动脉疾病治疗方案选择的影响。当了解到症状相同的情况下非裔美国人比白人被转诊进行心导管插入术的概率更低时，我们真的会认为，出于**生物学**原因，依那普利①对左心室功能障碍的白人而言，比症状情况相同的黑人更有效吗？这个月早些时候，发表在《华尔街日报》上的一篇与此研究相关

---

① 一种血管紧张素转换酶抑制剂（ACEI），广泛用于治疗高血压和心力衰竭。

的尖锐评论，得出了完全不同的结论：

> 无可争议的是，对一个人身份的社会认知，影响着相应医疗服务的可获得性和最终结果。毫无疑问，这些看法经常令人沮丧地发生在美国黑人和其他少数族裔身上。不可否认的是，生活方式、社会经济地位和个人信仰对健康状况有极大影响。但这些都是道德和文化问题，我们必须将此和基于种族背景进行治疗的生物学考量区分开来——特别是将治疗失败归因于"种族"，而放弃寻找真正的原因。[10]

这是医疗实践中的社会不公。科学已经彻底改变了医学，但在确保平等获得医疗资源上，并没有出现一场变革或一项计划。你们现在面对的医疗环境，正是**缺乏公平的卓越**（excellence without equity）。这是 21 世纪最首要的权利问题。除非我们所有人都陷入灵魂的麻木，我们不能对此无所作为。

那么，亲爱的 2001 届毕业生，你们可以为此做什么？我们当然需要实现公平的卓越。这也是我希望你们可以记住的部分。我们需要你们来塑造这个职业——即便面对日益加剧的不公平现象，依然可以承诺提供公平的服务；面对技术的快速进步，我们需要谦逊和决心。如果你愿意，也可以改变这些词的顺序——服务、谦逊、不平等、技术——让它们更容易被记住。

这就是我的毕业典礼演讲。亲爱的同事们，我希望我做到了沉重而轻盈。我希望即便没有被磨成粉末的蜂鸟，我也能成功地吸引你们的注意力。当然，在这样一个你们所有人即将从学生转变为医生的特殊日子里，能站在这儿我感到非常幸运。我希望你们出去之后，能够用你们的双手、你们的头脑和心灵拥抱医学，推动科学和技术为弱势群体服务。科学和技术理应成为现代医学的核心，但你们要为它注入灵魂。幸运的是，你们诞生于世界上最好的医学机构。抵制特权经常带来的麻木，也将是你们面临的下一个重大挑战。

　　谢谢你们！祝贺大家！祝好运！

顿悟、转化和实践：由焦虑 进入希望和行动的变革之路

波士顿学院，毕业典礼

2005 年 5 月 23 日

女士们，先生们，各位家长和亲友，以及所有的毕业生：相信你们一定不会因为紧张而责怪我。距离我上次坐在那个位置的确有一段时间了。我不想让你们感到无聊或者觉得讲的内容跟自己毫不相干。一周之前，一个朋友通过邮件发给我一篇刊登在《波士顿环球报》上的文章，内容是关于那些毕业典礼上的演讲嘉宾是如何被选出来的。里边有段话看了的确让我后背发凉："高校的管理者们说，毕业生们几乎总是会选择那些出名的大人物，特别是来自娱乐圈的，希望毕业演讲能够给他们的大学

生活画上一个轻松愉快的句号。"[11]那篇文章也提到了波士顿学院和你们，指出学生们倾向于选择阿里·G[①]和乔恩·斯图尔特这样的人物，甚至也会公开这么讲。我想我妈妈听了后会说："哦，天呐。"

所以，我决定不赶时髦，继续讲我最擅长的那些话题：海地和卢旺达，健康和权利。对于在座各位因波士顿学院在世界性文化和世俗上的成功而感到骄傲的人，我也要提示一下：今天的发言框架会围绕一系列伴随我成长的天主教理念——顿悟（epiphany）、转化（metanoia）和实践（praxis）。不过不用担心，我不会谈论神学，也会尽量避免提到哲学或任何具体的信仰传统。我必须承认，很多年以来，我一直都认为"epiphany"是个热门的年轻

①　由英国喜剧演员萨沙·拜伦·科恩（Sacha Baron Cohen）在《阿里·G 个人秀》中所扮演的虚构角色：一位来自英国底层社会的年轻人，通常被演绎为粗俗、无知和幼稚的形象。这一角色在 20 世纪 90 年代晚期和 21 世纪初期的欧美国家非常流行，经常出现在电视荧幕中。

演员或源自拉美的某个节日；我还曾一度坚信"metanoia"是个重金属乐队，并且乐队成员是那类会把酒店房间搞得一塌糊涂，需要进行康复治疗的人；甚至，我还一度以为"praxis"指的是源自巴西、秘鲁、委内瑞拉等亚马逊流域一带某种会传播疾病的昆虫。

顿悟、转化和实践——这些都是神父告诫茫然之徒的非常重要的概念。但如果我在如此重要的一天，让你们记住这三个晦涩的希腊词汇，你们肯定不会满意。毕竟，你们有理由希望毕业典礼上的演讲嘉宾能说点"勇往直前，世界是属于你们的！让他们下地狱吧！"之类的话。

地狱。究竟什么是"地狱"？今天经常被提出来的另一个问题则是，"究竟什么是人间地狱？"

这是你们需要去弄明白的事情。因为你们马上要带着你们的能量，走向这个少数人拥有太多而其他人几乎一无所有的世界。我和 2005

级的一些学生交流过，感受到了你们的才华和内心的坚定。你们将会——甚至必须——找到这个世界的伤痛之处。我在想，贫穷、无助以及没能得到治疗的疾病，这些都是"人间地狱"，但这些都不是天主①造成的，而是出于人为原因。如果说这些地狱是人为创造的，而非源于天主或自然等不可抗力，那么人类理所应当承担某种救难者的角色。

上述这些理解也基于我的个人经历。作为医生，我会为生活在世界上最贫困情境中的人们治疗，他们会毫不犹豫地说自己"生活在地狱中"。事实上，他们总是这么说。当然，我主要说的是海地。这个人间地狱的出现，源自奴隶制和它的潜在影响。海地作为殖民地之一，曾经超过上百年存在着利润丰厚的奴隶制，后来又成为首个取缔"特殊制度"¹²的国家。从历史上都曾有过暴力反抗奴隶制这一点来看，海

---

① 即中文语境中天主教对"上帝"的称呼。考虑到保罗·法默的天主教背景，书中一部分相关表述采用天主教的说法。——编注

地和我们很接近。我们亏欠海地很多，而且并非历史上一直很亲近，更多是到了后来才开始亲近起来。

首先，请允许我唠叨一会儿顿悟、转化和实践。通过一些案例，我希望能够展现出这三个词有多么重要，以及它们能给生活带来多大的改变。

顿悟

"顿悟"没有其他两个词那么晦涩，如今也成了一个流行语。我相信在布兰妮·斯皮尔斯的一些情歌里就会用到它。还有传言说，接下来"50美分"歌手组合发行的新专辑里也会用这个词命名。

顿悟，就是突然理解了此前无法理解的一些事。所谓顿悟时刻，就如同阿基米德在浴缸里发现了那块丢失的肥皂，或是二合一的洗发水和护发素，或是他可能掉在浴缸的任何东西。

我们都有过这样的顿悟时刻——而且如果你足够幸运的话，在波士顿学院会经历不少这样的时刻。考虑到高昂的学费，如果你们没能经历这样的顿悟时刻，你们的父母有充足的理由感到不满。我建议你最好假装有这么一次，因为算起来的话，计入所有的学费开支，一次顿悟差不多要花费近 25 万美元。

我提到的顿悟和奴隶制度有关。但并不是说，某个奴隶突然有一天意识到奴隶制是罪恶的——大多数奴隶从一开始就知道这一点——而是指对于像你我这样的人的顿悟，甚至比起我，更多是指你们的"顿悟"。因为故事中的这个人 25 岁，刚刚完成学校教育，而当时正处于 18 世纪晚期英国奴隶贸易的高峰期。

和你们当中的很多人一样，托马斯·克拉克森是个雄心勃勃、聪明，而且时刻准备好为社会做贡献的年轻人。他期待自己能够成为圣公会的牧师。关于克拉克森的记载有很多。亚当·霍赫希尔德的出色著作《埋葬枷锁》中就写道，"克拉克森六尺多高，有一头浓密的红色头发，一双大大的、深邃的蓝眼睛，无论和谁讲话，都能直视着对方"。[13]

就像今天在座的一些人一样，克拉克森在毕业前提交了一篇有关奴隶制的论文（关于英国曾投入巨资的一家公司）。霍赫希尔德描述道，"他的这篇文章获得了一等奖。克拉克森在学校雄伟的议事大楼里，对着观众大声用拉丁文把它念了出来，这一仪式延续到今天。他完成了学业，成为英国圣公会的一名执事，骑上自己的马去往伦敦，追求自己的光明事业"。

所有这一切都发生在道路状况好转之前，以及上路之前。克拉克森在去往伦敦的途中，遭遇了严重的**旅途焦虑症**（road angst）：

在穿着执事的黑色制服去往首都的路上，他感到意外的是，自己既没有去想教堂里的未来前程，也没有体会到获奖后的愉悦。奴隶制"占据了我的整个思维。这让我有时候在路上受到严重影响，我会时不时地让马停下来，下马走一段。这些时刻，我不断尝试说服自己，我（关于奴隶制）的文章中的内容并不是真相。然而，我对这一切的反思越多，对那些制度建立者的反思越多，我越认定是他们造成了这一切"。旅程过半的时候，随着他慢慢走下一条很长的山路，这种感觉变得越发强烈。"看着哈福德郡的韦德米尔村庄的景色，我忧郁地坐在绿边的草地上，牵着我的马。这时脑子里冒出一个想法，如果文章中写的一切都是真的，那需要有人来终结这些灾难。"[14]

需要有人来终结这些灾难。如果说有个特定时刻让英国反奴运动变得不可避免，那就是 1785 年 6 月托马斯·克拉克森坐在韦德米尔路边的这一天。这一瞬间在他生命里剩下的 61 年中反复出现。对如今的我们而言，这是走向现代权利理念的漫长而曲折的道路上的里程碑事件。

让我们停留片刻，小结一下旅途中焦虑的部分。想象一下这样一幕：一位年轻人，高大而雄心勃勃，刚刚毕业，还拿了奖，穿着时髦的黑色衣服，而且只有 25 岁，拥有一匹帅气的坐骑（但看上去并没有被过度装饰），拉丁文很流利，穿梭于不同话题，超越了所有挑灯夜战的人，（语法里的）变格都对，用他的雄辩之术改变了传统的那套说辞。他回到了伦敦和那些聚会上，却变得茫然而闷闷不乐，坐在某个血汗工厂旁边，思考自己为什么要因一篇论文主题而苦恼。只不过是篇该死的论文！一项训练！克拉克森责备自己说，为什么不写一篇关于伊特鲁里亚、十四行诗或贝奥武夫①的文章？为什么会选择**奴隶制**这个自己几乎**毫不了解**的话题？与此同时，马正在大口地吃着路边的草，瞪着眼看着这个疯狂的人——吃草、等待、凝视、继续吃草，这个人郁郁寡欢地走入森林之中，

---

① 以古英语记录的古老传说中的人物。

马判断这个人可能疯了，然后继续吃草。

然而，一种远超疯狂的感觉已经裹挟了托马斯·克拉克森。曙光初现，铃铛击打，和弦奏响。你看，这就是顿悟时刻。

你们可能已经猜到或者读过这本书，更妙的部分其实在后面。霍赫希尔德继续描述：

克拉克森在路上的顿悟一刻来临之前，经历了长达数月的怀疑。一个孤独、没有经验的年轻人能够有这种"坚定的判断，能承担这样宏大而重要的任务吗？他应该拉拢谁一起完成"？但每次他产生怀疑的时候，答案都是一样的："我一次次地走入森林。可能每次都在独自思考这个话题，但每次都会感到很平静。有个问题一再出现：这一切都是真实的吗？答案每次都很快得出：是的。结论也相伴而生——需要有人去改变它。"他顿悟到，自己就是那个人。[15]

总结一下的话，亲爱的毕业生们，克拉克

森只是问了最简单的问题:"这一切都是真实的吗?"他得出了最简单的答案:**是的**。需要有人改变奴隶制这一人为之恶。

他选择了改变。克拉克森和他的朋友,以及一些之前曾经为奴的人们结盟,耗费数十年掀起了一场运动,上演了一场如今我们称之为共同体力量集结的大合声。从中我们得知,在这个世界上,并非某个个人——比如克拉克森——能够施加这种影响。但我们从这些废奴主义者身上学到的一课,则是**广泛的社会运动**能够为这个世界带来重大影响。克拉克森和其他一些人——很多是信徒,当中有一对信徒非常有影响——共同发起了一场浩大的社会运动。他们在一个个城镇中奔走,骑马行进了成千上万公里,收集捐赠者的签名,在城镇组织集会,研究奴隶贸易,召集专业证人,整理证词。

听上去非常现代?的确如此。想象一下这群人当时要反抗的是什么。他们生活在君主制国家,英国国民几乎没有投票权。英联邦从奴隶贸易中攫取了巨大利润，这也是它能拥有公海统治权的部分原因。糖、朗姆酒、烟草和其他热带商品成了欧洲人日常生活的重要组成部分；我们如今所处的"新世界"当时正在崛起——那些商品中的大多数都浸透了被拐卖到非洲、像物品一样被出售的人的鲜血、汗液和泪水。

我不禁想起佩德罗·阿鲁佩在描述社会运转的基础原则时提醒我们，最重要的一点在于"对所有人最基本的尊重，能让我们避免因自身利益而将他们看作工具"[16]。最终，终结奴隶贸易的数以百万计的人，正是一再回到了这一最基本的原则。这是开展现代社会工作的第一步。

转化

对克拉克森来说，第二步，是转化。转化是心意的改变，可以发生在各种情境中。转化的症状包括强迫症、呼吸急促、脸红、睡眠不足，以及绝望般地想要改变事情的冲动。克拉克森从剑桥到伦敦的路上的"顿悟"带来了转化，进而引发了行动，也有人称之为"实践"。

海地是我的韦德米尔。海地教会了我如何更好地理解像卢旺达这样的地方，更重要的是，如何理解我们的国家和历史。在把我的学位帽抛向空中之后没多久，我第一次去了海地。当时我22岁，大学刚毕业，模模糊糊有个去海地的计划。

事实证明，对海地的短暂"访问"是很难实现的。海地一直伴随着我。因为想努力改变海地，我可以体会到克拉克森在路上的焦虑。我发现自己在问同一个简单的问题：是，还是不是？这一切都是真实的吗？

这种转化对我来说很难。贫困和疾病的惭愧现实正在锤击那些我们想去服务的人；即便只是旁观，都很难。但是海地教会了我重要一课，也正是推翻1804年奴隶制度的关键所得：人的生命和人的价值是不能被定价的。

我可以肯定，今天在这里当之无愧获得荣誉学位的罗密欧·达莱尔将军，当他 1993 年在卢旺达带领一支规模过小的联合国维和部队的时候，也有过同样的顿悟和转化的经历 [17]。达莱尔眼看着卢旺达化为一片火海，数十万人被砍刀和其他工具残杀。人间地狱的惨象。但是将军无法等到救援部队来干预。在他的回忆录中，有这样一段值得分享的故事：

如果要谈论华盛顿在册 80 万人的价值，过去几周内我收到一位美国官员令人震惊的电话，他的名字我早已忘记。

他当时正在筹划救援，想知道有多少卢旺达人已经死了，难民的数量有多少，多少人流离失所。他告诉我，根据他的估计，85000 个卢旺达人的死亡才能证明冒着牺牲一个美国士兵生命的风险是值得的。这简直令人毛骨悚然。[18]

投入产出比分析，定价标签，都被用在了

非洲维和行动中。这确实令人毛骨悚然。当知道这么多人死去的时候自己却还活着，这种感觉往往是非常糟糕的。

实践

达莱尔经常说，卢旺达所发生的一切，部分源于世界范围内的种族主义。整个世界对大部分人类的命运漠不关心，这一直困扰着他。他无法阻止大屠杀的发生，也无法置之不理。他想确保这一切不会被人遗忘。这也推动他走上一条持续为卢旺达死难者伸张正义的道路。这正是实践的意义，也证明了他今天值得被授予的荣誉。

然而，达莱尔将军并不是总能得到赞赏。事实上，他在加拿大武装部队中受到上司的严厉训斥，让他要么放弃"卢旺达事务"，要么离开部队。就像200年前的克拉克森一样，达莱尔坚持自己的原则，也因此以"健康原因"退役。作为一个公民，他不过是主张了他的正义行动。但做到这一点不容易。"我的灵魂留在了卢旺达，"他说，"它再也没能回来，我也不确定它会不会回来。"

我承诺过我不会试图成为一名业余神学家，但还有什么比让自己对顿悟、转化保持开放，了解他人的苦难，在旅途焦虑症后随即采取行动，或是承认失败后继续战斗更触动人心呢？

不过，我明白达莱尔将军所说的被人间地狱的经历所困扰是什么意思，即同一个世界之中，有些人正在饱受贫困和战争蹂躏。我们很容易觉得世界本应如此并失去希望。我们可以毫无希望地去生活和继续前行吗？

哇！可能你们当中有些人会说，"老兄！我简直不敢相信我刚才这么说过！"然而，即便《波士顿环球报》提醒我，你们希望"轻松愉快地结束自己的大学生涯"，在最后，我还是要向你们提出一些要求。

无论你们做什么，你们都会做出了不起的

事情。试着**把焦虑转化为希望和行动**。为自己，为彼此，为那些数以百万计你未曾见过，但可能因为你的作为或不作为受到影响的人而行动。

你无须成为一个大主教，也不必是维和部队的负责人，或者成为一个在偏远地区工作的医生。无论你是教师、艺术家、银行家还是一家公司的 CEO，你都可以把焦虑转化为希望和行动。事实上，我们的未来需要下一代美国人能够更多地像托马斯·克拉克森或者达莱尔将军一样去思考。我之所以这么说，是因为从我在海地的工作经历来看，我们可以产生巨大的影响。整个世界都可以是你的舞台。

看吧，我答应过会用某种方式让演讲轻松愉快起来。正好我们讨论到了这里，我也很想知道究竟是谁发明了"牡蛎"这句话①，因为我一直没弄明白它的意思。也许牡蛎对很多人来

---

① "The world is your oyster"，就像蚝壳里面藏有珍珠一样，表示世界充满了机会和可能性。其含义是鼓励人们积极地探索世界，抓住机会，以一种充满冒险和可能性的态度面对生活。

说是美味的，但是有些人对它很反感，或许是因为它会让你患上肝炎，或是让你吃到一颗珍珠，又或者会不小心被它划伤。或许世界比我想象的更接近一只"牡蛎"。

不管它究竟意味着什么，整个世界都在等待你的行动，可能比以往任何时候都更需要你。你们当中很多人感受到整个世界内在的彼此联结越来越强，而技术变革一定会让整个地球变得越来越小（我今天的第二个非常保险的预言）。我最近去过海地，很快就会去卢旺达——不过不是乘坐那些让托马斯·克拉克森感到愤怒的糟糕船只。

作为一个经常在路上的人，我非常钦佩他的顿悟、转化和实践。那个时候可不存在什么里程积分，可以升级获得更好的马鞍或是一匹更快的马。他和其他人所做的是非常艰苦的工作。

最重要的是，克拉克森和达莱尔将军都学到了一课，无所作为也是行动。因此**积极行动**意味着主动让事情发生，而不是静待事情发生。

亚里士多德说得好，"行动是潜力的完美表现"。我们期待你们现在就发挥出积累的所有潜力，并采取行动。并非阿里·G 表演意义上的"表演"①，而是真正按照你自己的信念去行事。

一路上你可能会产生一些焦虑。直面这些焦虑，让它改变你，驱使你行动。无论你会成为医生、律师、银行家还是医生，甚至是神学家，采取行动吧，让这个将由你来塑造的世界变得更美好。

---

① 英文中，"表演"和"行动"是同一个词，acting。

三个故事、三个范式和
对社会企业家的一种批判

牛津大学，斯科尔世界论坛
2008 年 3 月 28 日

在第三个千年之初，新的一年破晓了。新的瘟疫——艾滋病、耐药性结核病和医院里发现的各种"超级细菌"——正在迅速席卷大片的土地，并逐步跨越国界；那些早该成为历史的古老病症，比如天花，依然植根于这个存在很久而且日益不公的社会经济结构中。疟疾、钩虫和其他寄生虫夺走了数亿人的生命，或者耗尽了他们的能量；当你疲惫、贫血，或是 30 岁之前接连怀孕十几次的时候，你几乎是不可能工作的。世界上仍然有富人和穷人之分，而大多数经济学家认为，过去 30 年间，无论是全球还是区域性的社会不公现象，都在快速扩大。地球变得疲惫不堪且营养不良。人为造成的环境危机使得湖泊干涸，表层土壤被冲入大海并使珊瑚礁窒息，进而引发了我们所有人都看到的结果——巨大的风暴和海啸。十亿人没有安全的饮用水。根据一位诺贝尔经济学家得主的说法，一场建立在谎言上的战争将带来 3 万亿美元的代价。[19]

是什么让我们依然怀有希望？作为一个在非洲工作并思考这个伤痕累累的地球上的问题的医生，我承认为此付出的成本会很高。但此刻，作为所谓的"社会企业家"聚在这里，我们满怀希望。[20] 这种希望一部分和风险相关，一部分则源于我们对周围这个更大世界的认识在不断加深。正如那些商业鼓吹者经常说的，全球经济正在高速和蓬勃发展。印度等国家如今成为了重要的经济强国，这些经济体依然会在经济发展不平衡的情境下迅速增长，并且继续以煤炭和石油作为发展驱动力。经过 50 年的和平期，欧洲比以往更加繁荣。尽管存在贸易失衡、经济衰退和偶发战争，但撇开当前的汇率不谈，美国依然富有。（我以为在纽约买一杯浓缩咖啡很贵了，但我发誓在这里你可以花上 20 美元买一杯。）虽然我们的国民对这个世界是出了名的无知，但还是非常慷慨的：亚洲的海啸发生后，超过一半的美国家庭提供了资助，比世界上任何国家都要多，甚至更多的人试图对美国墨西哥湾有史以来最严重的那场飓风袭击提供援助。

这是个问题层出的时代，有些问题是新的，有些存在了很久，是时候提出重大解决方案了。这是社会企业家的时代。

去年夏天，当萨莉和斯科尔基金会 [21] 的其他人打来电话的时候，我正驾驶在卢旺达东南部的一条路上。他们告诉我，经过系统性的考察和测试，我获得了这个特别的机会。我停下车，向他们和杰夫表达我的谢意，以及对于这份荣誉和对我们工作的支持深表感恩。

　　我的内心一直有个困惑：究竟什么样的人才是社会企业家？我知道我是个医生和人类学学者，但当我承认这一点的时候，一部分的我可能是底气不足的。的确，我们生活在这样一个时代：致力于为世界上最贫困的人提供高质量的医疗服务，被看作是富有创新精神和企业家精神的。然而，这个发现让人觉得既骄傲又难为情。难道我们不应该早就做到将服务提供给最需要他们的人吗？难道我们不应该设计一套体系，来解决这个世界底层十亿人群的健康问题吗？

　　这周我学到了很多，认识了很多有同样被认定为社会企业家的人，我想我弄明白了。社会企业家意味着很多东西，可以做很多事情。但是所有被认定为社会企业家的人都有同一种"症状"：它将不仅仅是一种认定，还带有"传染性"。事实上，我们可能很快就会看到全球范围内社会企业家的浪潮席卷而来。

　　以下是这种病症的典型症状：拒绝接受世

界本来的样子，以及我们行进的方向；不愿意说"不，这不可能做到"；坚持不懈的精神；对于发生在他人——尤其是贫困和边缘群体——身上的不公有某种程度的下意识的愤怒，并且想要回击这种社会不公正体系；心怀希望。本周我做了血液测试，当然，是在你们睡觉时候秘密进行的。测试显示我们所有人都有非常高的关于"希望"的血清水平。当你们在牛津的房间里打瞌睡的时候，我正在对你们的大脑进行核磁共振，因此，事实上我清楚，你们已经准备好了让我们团结起来共同解决问题的方案。希望你们不会介意我没有让你们签署任何同意书。

就我个人而言，只要我们的社会企业家精神能够立足于解决实际问题，特别是过去两个世纪以来被人们所推动的不可持续的高速发展抛在后面，甚至受到**伤害**的那些人的问题，我就不会对这种高血清希望水平感到尴尬。其中一些人所遭受的创伤可能比其他人严重得

95

多。今天我打算做两件事。我想和你们分享一些关于转变的故事——个人的、制度的、政治的——我有幸最近在整个卢旺达见证了这些转变。卢旺达从绝境边缘中重生，可以说这是我见过的最富有社会企业家精神的国度。流行病学研究显示，创业精神正在那里涌现。接着，我将谈论我们初创社会企业家运动的致命弱点。而且，作为一名人类学家，我一定会论及文化，但可能不是以你们想象的那种方式。

***

关于卢旺达的希望。这可能会让你们中的一些人感到意外。如果说哪个大洲经济增长缓慢、停滞不前或者不均衡，那一定是非洲。非洲也是前面提到的那些疾病负担最重的大陆，因此也是预期寿命最短、孕产妇死亡率最高的大陆。我们之前都听过这些数字。对撒哈拉以南非洲区域的病患来说，并不缺少诊断和处方，而且有的还相互矛盾。

但很多诊断和处方**并不**矛盾。还是回到那个古老的问题，我们能够打破贫穷和疾病的恶性循环吗？我们已经有了答案：**是的，我们可以**。科学、创新、健全的政策和良好的治理，加上所需资源，就能够缩小贫富差距，促进真正的可持续发展，进而实现社会公正和减少不平等现象。我们中的一些人也认为，这同时能够让持续影响数亿人（其中多数是穷人）的暴力行为得到遏制。

福斯坦是我两年前在卢旺达农村遇到的一个孩子。他这样的人是这些暴力行为主要的受害者。这些暴力行为从来都不是当地独有，也和当地文化无关。2006 年 3 月的一个周三早上，两个男孩在放牛时捡到了一枚地雷。尽管在卢旺达，这样的事件越来越少发生，因为人们已经做了很多努力来寻找和清除这类武器。（时间自会证明卢旺达是否如我所相信的那样，成功减少了大规模暴力事件再次发生的可能性。）不幸的是，这种事情依然时有发生。过去十年来，全世界地下依然埋有约 1.1 亿枚地雷，而储存量则是这个数字的两倍多。如今，有 13 个国家仍在制造杀伤性武器，尽管在 15 年前，这个数据是超过 50 个国家和差不多 100 家私有公司，其中 47 家在美国。在那些无意引爆地雷的人当中，超过八成是平民，五个人中有一个是孩子；差不多一半的人会死亡，几乎所有人都会受伤，其中很多人永久性残疾。[22]

那两个卢旺达男孩都活了下来，我对那个伤势更重的孩子的情况了解得多一些，因为他在医院的时间更长，需要进一步的物理治疗、家访和社会援助。那个星期三早上 10 点，我遇到了福斯坦，那会儿我正走出医院，准备前往几小时车程之外的诊所。这所医院是由一个比利时的矿业公司建造和一度持有的，这家公司开采了他们想要的东西，在几十年前就离开了卢旺达。1994 年战争和大屠杀发生之后，这个设施就荒废了，2005 年 5 月之前基本处于废弃状态，直到我们（"健康伙伴"、克林顿基金会和卢旺达卫生部）重建并开放了这所医院，它是唯一能够容纳 20 万人就诊的医院——大多数人都是被重新安置的难民，几乎所有人都生活在贫困之中。

到 2006 年 3 月，我们组建了一支主要由卢旺达专业人员和一些外籍志愿者组成的医疗和护理团队。那天早上，我的同事，一位从喀麦隆来的医生拦住我说："赶快去急诊室。有两个孩子捡了一枚地雷。"直到那一刻我都认为，这个地方的人应该不太可能捡起一枚地雷并且拉响它：毕竟，这些男孩生活（而我们行医）在一个遭受过战争和大屠杀重创的地方。很多年来，这里到处都是军火。男孩们说他们只是捡起了它，并扔向了他们放牧的牛群，牛群阻挡了大部分火力，有两头牛死了。见到两个孩子差不多一个小时之后，我才开始去想这个东西本身，它是什么，在哪里制造的——当然不是卢旺达。在此之前，我和我的同事都没有去想创伤护理之外的任何事情，这当然是受害者目前最急需的——用夹板固定骨折的地方、清洗伤口、敷药。我们专注地工作，几乎完全保持沉默。

两个男孩当中，一个伤得不重，另一个，也就是福斯坦，身上多处骨折，很多碎片在爆炸时嵌入了他的皮肤。我给他装上夹板，从他身体里取出那些塑料碎片，准备将他转移。尽管我们刚刚重建了这个手术室，但我们当中并没有骨科医生，而福斯坦需要有人能在手术室里用外固定器来固定他骨折的部分。

即便在安装好外固定器，回到家中接受采访时，福斯坦也不愿意讲起这段经历。手术后没几天，他说，"我最想做的事，就是去上学。"其实他并不是孤儿，种族大屠杀之后，他的母亲陷入穷困，而且失去亲人后，多年来饱受精神疾病困扰，于是最终决定在 2004 年把他安置在另一个家庭。他后来告诉我："我母亲身体不好，她无法照顾我，就带我去了一个亲戚家。

我现在住在这里。我很想去学校，但收养我的亲戚家没钱。所以我只能每天放牛，确保它们吃饱，把它们赶到另一片新长出来的草地。"当我问到他关于地雷的事情时，令我吃惊的是，他满怀歉意："我不是有意捡起它的。对不起我那么做了。我没想杀死那些牛。对不起。这是个意外。我们根本不知道自己在做什么，我们没想到会杀死它们。"

对我来说，听到一个孩子为一个埋在这片"天知道发生了什么"的土地中的地雷而道歉，简直太荒唐了。但这是个充满希望的故事，因为仅仅是想上学这个非常普通的愿望就令人充满希望。福斯坦现在已经上学了。

我们每天都会遇到比福斯坦病情更重的人，但是他们同样对未来充满希望，否则他们就不会来找我们。当然，有时候他们也会几乎放弃希望，我们会去看望他们。我有个病人叫约翰，他同时患有本世纪最严重的三种疾病：结核病、艾滋病和贫困。我们用抗生素治好了他的结核病，他也接受了我们所知的唯一治疗饥饿的方法：食物。你能相信我们花了无数的时间来讨论食物是否是治疗营养不良的合适方法吗？而且是和我们这些同行和朋友？的确是这样的。几个月以后，约翰完全变了。他还和我开玩笑说，自己从看起来像个骷髅，变成了一个看上去需要立普妥①的人。[23] 我上周在医院碰到他，他告诉我他最想要的是一头牛。这再次证明，约翰抱有希望，因为他觉得自己痊愈了，可以工作了。这是他最想做的事情。

这些都是一个个具体的人的故事，并没有删节。我可不会为了把它们分享给你们而道歉。但是社会企业家和我们的资助者看上去都沉迷于所谓的**规模**。执着于扩大我们的工作规模可能会同时带来恐慌和希望。在一个亟需新创意的千疮百孔的世界中，把一个新的、创造性的项目规模化，总感觉像只是为了能留下一些

---

① Lipitor，一种降血脂药。

（好的）印迹。我们已经通过和卢旺达政府合作，在没有县医院的四个县当中的三个扩大我们的综合医疗服务。同时，毫不夸张地说，我们的海地同事从一开始在卢旺达的时候就和我们在一起工作。我们最大的阻力是为扩大规模筹集资金，而更荒唐的是，我们还会为支付社区卫生工作者的酬劳而陷入激烈的争论。在给我们自己和同事支付报酬的事情上倒是不存在争议，我们都得到了相应的劳动报酬。往往是那些穷困的人被要求成为志愿者。我们知道这样行不通，所以也在寻找资金来支持他们。斯科尔基金会也会一直帮助我们，探索如何将这套模式推行得更广。

"健康伙伴"目前在九个国家开展工作。我们培训并资助了数以千计的社区卫生工作者，并通过他们服务了数百万人。我无法想象比这更能体现投入产出比的事情了。我们也在哈佛大学及其附属教学医院建立了全球健康公平相关的正式培训项目。据我们了解，这是第一次有这类培训项目，但未来一定会有更多，因为我们生活在一个创业者精神和新的创意被需要和被鼓励的时代。如今，探讨全球健康公平在美国多数大学中成为一种潮流，我个人也希望这种趋势不会稍纵即逝。

***

单凭医学和公共卫生无法解决这个世界上的很多问题，但至少可以为其中一些问题提供解决方案。令我震惊的是，过去 25 年来，很多政策制定者以闪电般的速度认定，在海地或非洲的某项系统性干预方案"太难"或"投入产出比不高"，又或者"不可持续"，而他们自己则被屏蔽在福斯坦或约翰所面对的那些风险之外。借用小额贷款的说法，我的很多病人"信用风险极高"。但他们不正是我们一开始就提出要帮助的那些人吗？这也是我写下这篇演讲稿的原因，即作为对我们行动的一种批判：我们需要意识到，我们提出的每个术语、理念和工具，都应该用来反对剥夺他们应得的商品和服务——这些是权利，不是商品。毕竟，他们不是这个魔法市场的参与者。你有多少次听说过，如果人们愿意为某样东西付钱，它就会变的更有价值？又有多少次，你会通过数据看到人们需要疫苗、蚊帐，或捡起地雷后需要外固定器的情况？真的会有人相信，如果一个母亲必须支付某种费用才能获得产前和产科护理，就意味着这个母亲更爱她的孩子吗？

这些说法当然都是无稽之谈，但也深刻反映出社会企业家运动中一种固化的意识形态。事实上，这的确可能是社会企业家运动的致命弱点。所以，我想谈论的文化恰恰是关于我们自己的——社会企业家的文化。我发现，在一些企业家当中，谈论权利并不多见，相反，谈论的是"产品"和"品牌"。患者和学生（孩子们！）变成"客户"和"消费者"。可持续理念成了**对抗**穷人的一种粗暴工具。我一次次地看到这一幕发生，相信其他人也看到过。

　　这种看待世界的方式根深蒂固，而一个人自己所身处的文化总是很难被自我觉察。它包裹着我们。但这种文化正是我们创造的，也需要我们去改变。我们需要意识到任何把服务视为商品，而很少将其视为权利的文化的局限性。

　　让我明确一下：这不是某种"反市场"立场。它仅仅表明，单靠市场不能解决我们这个时代最大的问题。它也表明，虽然我们并非来自公共部门，但需要竭尽全力确保公共部门不会萎缩和死亡。为什么？这不仅是因为一个正常运转的公共卫生或教育系统往往是让一个新项目规模化的唯一途径；也不仅是因为我们需要各国政府的参与，才能在跨国范围内解决当前的环境危机，并有所作为。还有一个需要正视公共部门的原因：只有政府才能授予权利。获得医疗和教育权利的进程能够由像我们这样的人推动，但是非政府组织、大学、基金会和那些有前瞻性的公司并不能从事授予权利的工作。而如果没有基本的权利——水、安全、医疗保健以及免于饥饿——这个世界上的穷人就不会对光明的未来抱有什么希望。

环顾一下这个著名的房间，你会发现明显没有穷人。你会看到不同肤色和背景的人，但没有穷人。我不是要责备什么：重要的不是我们请他们来读牛津大学，而是我们要为他们生存的权利而战，为他们自己也能够成为社会企业家而战。没有他们，我们致力于开展的工作，以及我们期待培养的社会企业家精神，都不会实现。如果不以穷人的社会和经济权利为中心，我们就无法开展环保或可持续发展的工作。他们肯定还没有考虑到这些。比如，环保运动很长时间以来都是特权阶层的运动。

我们如何帮助开展这样的工作？在我们的企业家文化中，有三种可以借鉴的互补范式。我已经提到了权利范式。尽管拥有医疗保健、清洁水和教育等理念在很大程度上还处于一种启蒙状态，但依然有巨大的影响力。有意思的一点在于，对于那些自封的权利专家而言，社会经济权利往往就像是被忽视的继养子女。昨天晚上，卡特总统也有类似的表达：当他在非洲农村开始工作的时候，他很少听到公民和政治权利，而更多的是关于获得水、食物和医疗保健的权利。我们也有同样的经历。我们所称的"西方"，其关注的焦点往往是公民和政治权利。我们不应放弃这种权利范式，但需要扩展它，把贫困人群的基本权利也囊括进去，例如水资源、食物、医疗保健、工作机会，以及教育。

还有"面向公共卫生的公共产品"的范式。这种范式比较谨慎，但对那些对这类关于权利的对话感到害怕或不自在的有权势的人来说，非常有用。让我举个例子。当研发出有效的结核病治疗方法的时候，如果能够让任何一个结核病患者——无论其社会地位如何——都有机会得到，这会是非常明智的决定。**出售**任何通过空气传播的疾病的治疗方法都是不明智的：那些负担得起药物费用的人情况会好转，但那些负担不起的人只能去买他们能付得起钱的东西，而他们的病情则发展为耐药性结核病。所有这些都发生在第二次世界大战后的十年里，因此，那些对医疗保健权利的概念感到不安的公共卫生专家开始谈论起"面向公共卫生的公共产品"。空气传播显然是公共问题，而非个人问题。这个教训来之不易。

接下来，在 20 世纪 80 年代，话题发生了变化——我们不再提"人人享有健康"（health for all），而开始谈论国际金融组织兜售的"结构性调整"（structural adjustment）和新自由主义。控制成本而非扩大医疗保健成为了最重要的话题；对权利和公共卫生的讨论则被自由市场理论的布道所取代。然而，很少有人承认，在如此糟糕的环境下，向最贫穷的人谈论"使用费"或"成本回收"是不合理的。在英国讨论这个话题看起来或许有点奇怪，但即便在美国——我曾经住在一辆旧巴士里——上公立学校也毫无疑问是一种权利，而非一种商品。我的母亲是一位便利店收银员，有六个孩子，但这丝毫没有影响孩子们上学。我从来不会想到自己可能没法上学，或者念不了大学。诚然，我从没想过我最终上了哈佛，更没想到会成为那里的一名教授，但是我知道自己会有书可读，即便我对税收或公共部门一无所知。

这也引出了第三种范式：发展范式。我已经提到了对"可持续"概念的歪曲——任何事情对我们来说都是可持续的，但对需要帮助的地区的人而言，几乎没有什么是可持续的。比如：愿意支付一笔高昂的顾问费，请一位哈佛大学教授研究非洲农村地区的社区医疗卫生，但却拒绝支付乡村卫生工作者的费用，只因为"不可持续"。我们必须改变这一点。

但还有一个更大的话题要讨论：如果不对公共卫生和教育部门进行投入，经济也无法发展。一个平均怀孕过八次、没有受过教育、一年内三次患上疟疾的女性，很难为当地经济发展做出什么贡献。她很可能活不到我现在的年纪（48 岁）。我们需要将可持续发展的理念和务实的努力相结合，来捍卫这个星球上最脆弱的那群人的社会和经济权利。

首先，要和公共部门中心怀善意的领导者合作。在非洲和世界上其他贫困地区，我们到处都能听到官员腐败的故事。但我发现这样的说法可能被夸大了，甚至可能是我们的社会企业家文化的产物。我在卢旺达遇到了很多心怀善意的领导者，就像我刚才提到的，这是一个充满希望的国度。这是一个管理良好的国家，即便有着很多悲剧和极端贫困存在。大多数预期寿命很低的国家都很穷。一些国家管理不善，一些富裕国家也是如此，包括一个我很清楚情况但不会点名的国家。尽管如此，世界上最贫穷的一些国家依然由寻求发展的官员来领导。社会企业家需要尊重并帮助它们，而同时不要削弱公共部门的作用。惭愧地说，我用了十年的时间才学到这一点。

***

最后，让我反思一下，社会企业家如何能够成为真正的、基础广泛的社会工作的一部分。我相信，再过四分之一世纪，当我们往回看的时候，我们最为欣慰的将是对一项持续进展的工作所做的贡献。这项工作不仅在村庄、贫民窟和临时安置区蓬勃发展，也在像这样的校园里发展。这项工作将激发人们越来越关注地球本身被破坏的方式——贪婪、战争和自上而下的无能政策。但它不仅关心环境，还关心穷人——贪婪、战争和不公平政策的主要受害者。

贝托尔特·布莱希特①似乎总是对的。他提出，"被压迫者对被压迫者的同情不可或缺。那是世界唯一的希望"。²⁴ 我认为，即便已经有点晚了，我们仍然需要另一种团结。这种团结让我们能够开展可以联结富人世界和穷人世界、

① 贝托尔特·布莱希特（1898—1956），著名德国剧作家、诗人和导演。

联结谢尔登剧院和我明天即将返回的卢旺达村庄的社会公正工作。将对地球本身的关心和它上面最穷困居民的关切联结起来，是我们对一个能够减少苦难、暴力和过早死亡的世界所怀的巨大期望。这也是我们对子孙后代的期望，尽管他们可能享有一定的特权。

我们可以是这项工作的领导者，但也必须是谦逊的参与者。这是一项动态的、复杂的工作，虽然目前初具雏形，但有希望减少这个不平等世界中的伤害和侮辱。它需要更强劲的战斗力。最后，我想引用保罗·霍肯在其新书《幸福的动荡》中所写的一段话作为结束：

是时候让所有糟糕的东西离开了。百万护卫者是为了改变帝国的噩梦，以及战争给人们和这片土地带来的伤害。我们是违规者，也是宽恕者。"我们"指的是我们所有人，每一个人。如果没有黑色、棕色和铜色运动，就不可能有绿色运动。对我们来说，那些最具伤害性的东西藏匿于我们体内——那些过去积累起来的，由一代代文化传承下来的，像 DNA 一样烙刻在每个人身上的创伤、悲伤、羞愧、欺骗和耻辱。毫无疑问，环保工作对我们的生存至关重要。我们的家园事实上已经"着火"了，环保主义者期待社会公正运动搭上环保的巴士是理所当然的。但情况恰恰相反，扑灭这场火的唯一方式，应该是搭上社会公正的巴士，治疗我们的伤口，因为到最后，只有一辆巴士。[25]

有些时候，社会企业家需要学会成为这辆巴士上沉默的乘客。有些时候，轮到我们成为司机；有些时候，我们要成为修理工；但我们所有人都需要搭上社会公正这辆巴士，这也是一辆真正开往可持续、绿色运动的巴士。只有在这辆巴士上，社会企业家精神才会真正传播开来。不要去搭包机。

就像我的一个朋友总喜欢说的，"希望不是计划"。但我们需要希望、勇气和计划来终结，比如说，一场非正义的战争。我们需要希望和力量，来对抗早该在数十年前就被消灭或者不该传播得如此迅速的流行病。我们需要希望，来对抗那些减弱公共部门和机构影响力的政策，它们没能按照承诺让所有人都搭上那艘船。我们需要希望，来和那些有权势的人对话——和极地冰川不同，他们的心好像没有融化的迹象。我们需要希望，我们也需要彼此。

感谢杰夫、萨莉和所有聆听这次分享的人，谢谢把我纳入你们的行列。我们巴士上见。

吸入器的故事

圣十字学院，毕业典礼

2012 年 5 月 25 日

感谢邀请我回到圣十字学院。上一次我来到这里，是 2005 年作为麦克法兰神父 [26] 的客人，非常荣幸今天能够和他分享这个讲台，并能和你们及你们的家人在一起。对我们很多人来说，这些年发生了很大的变化：我们经历了很多，从退休到毕业典礼，从地震到重建。但圣十字学院看上去还是和八年前一样。而对于你们，2012 届的毕业生，当你们走向外面世界的时候，你们会从圣十字学院恒久不变和适应变化的能力中找到慰藉。变化常常让人心痛，但如果要实现依纳爵式（Ignatian）的理想——"信仰的旗帜会引导我们克服生活中的挑战"——改变是不可避免的。

等等，不是这句格言。我想引用的是这句："为他人服务的人"（men and women for others）。[27] 作为一名医学教授，我有很多机会遇到圣十字学院的毕业生。其中有一位是 2009 届的乔恩·尼康楚克，他还在新生集会上和你们做过分享。他正是努力为他人服务的好榜样——尤其是那些因贫困和疾病而被忽略的人，我今天的演讲中会讲述这两种灾难。

我保证会让演讲简练一些。首先，我会讲一个真实的故事，接着我会简要谈论三点。

这是一个关于吸入器的故事。

在我的口袋里有一个吸入器。即使你自己没有哮喘病，在你认识的人里肯定有哮喘患者。你应该可以想象无法呼吸的感觉，这是一种普遍存在的非常痛苦的症状。仅仅在美国就有 2500 万哮喘患者，其中很多是儿童。事实证明，尽管我们有了很好的预防和治疗方法，对这个国家的贫困儿童群体来说，即便身处大城市，哮喘依然是致命的。因此，虽然吸入器的故事发生在海地，但我从中汲取的教训和这个国家以及世界上很多其他地方都息息相关。这些教训不仅仅适用于那些读医学院或护校的人：这是一个关于获得现代科学成果的机会不均衡的故事。这也是每个人都会遇到的问题，无论是应对流行病还是全球变暖。然而，这也是你们尤其要面临的挑战：我们究竟要如何构建一套体系，让科技成果能够真正对地球未来几十年的繁荣发挥至关重要的影响？也正是在这几十年里，你们将会从毕业生，成为这个地球的管理者。

大约在二十五年前的一天，我在海地中部的农村。当时我刚刚完成了我的医学研究，拿到了人类学博士学位。而我如何来到海地，正是吸入器故事的一部分。三十多年前，正是杜克大学的一堂课，让我对健康鸿沟（health disparities）和海地产生了兴趣。在急诊室进行的一个研究项目中，我的教授让我理解到种族、阶层和性别（以及患者无法掌控的其他因素）是如何影响了急诊室里病人的体验，以及如何决定了谁可以留在那里优先得到治疗，尽管他们的病情可能并非是最紧急的。

在杜克大学的急诊室里，我遇到一对来自海地的夫妇。他们是移民到北卡罗来纳州的农民。那天夜里接近凌晨的时候，他们来到急诊室，我不记得当时他们是出于什么原因来诊室，但我很清楚是什么原因让他们来到了美国：穷困和政治迫害，而这两者总是分不开。我也了解到，无论在海地还是在北卡罗来纳州——尽管他们在这里种植烟草、红薯、甜椒和其他农产品，他们都无法获得初级的卫生保健，也很少能接触到现代医学。那次经历激起了我对海地的好奇心，毕业后，我很快就去了那里。

到海地后的一个月内，我参与了一个项目——很多人因为海地修建最大的水电站大坝所形成的水库而流离失所，我要为他们提供基本的医疗服务，并向他们普及初级卫生保健知识。我的海地同事建了一个小诊所，这也是当地第一个现代诊所。和大多数海地医疗机构不同，它提供免费服务（这要归功于创始人和支持者的决心）。随着地理条件和财务状况方面——这两者让一些人无法获得医疗资源——的阻力减弱，我们的病人多到让人不知道该怎么办。

尽管童年时期并没有出现过相关的健康问题，但我还是在 1984 年被诊断出患有哮喘。当时我是哈佛医学院的学生，很容易得到所需要的治疗。哮喘可能不算个小问题，但并未成为我往返于海地和哈佛的首要顾虑。然而，四年之后，我一度有了更迫切的医疗需求。在剑桥穿过一条条繁忙的街道时，我因为注意力不集中，被一辆车撞了。（我对毕业生的建议：过马路的时候左右都要看。）躺在人行道上的时候，我感觉到我的左腿断了。在从哈佛的一家医院转到另一家医院后，我接受了手术，其中包括一次骨移植。再次声明，即便我运气不好，但作为一名哈佛医学院的学生，我还是很幸运的。我的外科医生还是新英格兰爱国者队的主治医师，我很快就康复了（虽然从没能有机会成为一名后卫）。

上大学以来，我一直试着想象贫穷和生病，或者贫穷和受伤并存的状态。每次回到海地农村，现实就摆在我面前。在那些拥挤的诊所里，我们尽力照顾那些生病和受伤的人。我们知道，更需要的其实是**预防**，为此，我们也在十几个村庄里培训和付薪水给那些社区卫生工作者。那时候，我的一部分工作就是拜访他们和他们的邻居，而吸入器的故事，就和我可以再次走路后的一次拜访有关。

我喜欢走路，尤其是在有过长时间动弹不得的经历之后。有一天，我横穿大坝走了近 13 公里，走到了水库另一边的一个村庄。在一个茅草屋顶、泥土地板的教堂里，沃克·米拉特定居点的社区卫生工作者组织了一次小镇会议。那个地方通常没有什么外来者，因此我受到了热情接待，大家也期待我能在几百人面前讲点什么。我记得我谈到了产前护理、安全孕产和生育规划的重要性。

会议结束后，我一抬头看到乌云密布，急切地想赶回去。我的腿开始疼了。那会儿已经是下午了，如果穿过水库赶回去，就算中途搭独木舟也要走很多路。这时，当地一位社区卫生工作者请我去看一位病人。"他无法呼吸了。"他说。我脑子里想象出一位老者无法呼吸的样子。我回答得很肯定："不行，病人家和我们回去的方向不一样，很快天就要黑了。如果他确实呼吸困难，我们需要带他去医院拍 X 光片和做检查。"可能也是出于内疚，我又补充说："我连听诊器都没带。"我当时甚至还在想，如果我自己能赶快回到家，服下大量布洛芬和一杯冰水该有多好。

那位社区工作者问我是否可以去和病人的夫人解释一下。我说当然可以。一个看上去 20 多岁的女性开始讲话，她的丈夫和她年龄相仿。

"是的，他无法呼吸。请来看看他。他从昨天开始就这样了。"我无奈地同意了，途中还抱怨说，无论他有什么问题，在适当检查后最好去医院治疗。

我们花了 45 分钟才抵达目的地，走到半山腰的时候方向还错了。当我们被领进一个小棚屋时，太阳正在西沉。家里有三个孩子，其中两个还在蹒跚学步，安静地待在那里。那个年轻人正背靠着一个肮脏的枕头和地毯上的一摞衣服，如他们所说，他无法呼吸。他的名字是让。他的所有肌肉看上去都绷紧了，嘴唇瘀青，已经完全不能讲话，但看上去毫不惊慌。从房间的另一侧，即便没有听诊器，我也能看出他即将死于哮喘发作。我见过**急性重症哮喘**很多次，但都是在急诊室里，那里有机械通气①设备，即便再僵硬的气管也能吸入药物。"天啊，

_____

① 医学术语，指患者通过插管或面罩等装置接受机器辅助呼吸。机械通气通常被用于重症患者，例如呼吸衰竭、急性呼吸窘迫综合征、创伤性脑损伤、肺炎等病情。

他像这样**多久**了？"我穿过房间问。

他太太说，从昨天开始的。我难以想象，任何人可以在哮喘状态下挣扎着活过一天。让看上去坚持不了多久了。他本该表现出的恐慌突然在我的胸中爆发了。

至于工具和药物，当我之前说我身上什么都没带的时候，我以为讲的是实话。但我确实有一个。只有一个。我有一个装满沙丁胺醇的吸入器——在沃克·米拉特这个偏僻的村落，这可能是能挽救让的生命的为数不多的东西之一。但如何让他吸入药物呢？他好像已经不能呼气、深吸一口、再憋住了。我让一名社区卫生工作者捏住他的鼻子——这让病人之外的在场所有人感到震惊，那会儿他已经虚弱得无法挣扎了——同时，我将容器推入蓝色塑料管中，让少量的沙丁胺醇进入他嘴巴附近的空气里。我反复推，迫使一些气雾进入他张开的嘴里，进入阻塞的气道。这样行得通吗？还来得及吗？

起作用了。充满悬念和痛苦的几分钟后，足够多的沙丁胺醇进入了他的肺部，浅浅的喘息恢复成了安静的呼吸。没过多久，让的喘息声就像一个风箱。情况好多了。让似乎第一次能够直视我，僵硬的身体也稍微松弛了一点。他依然在挣扎着进行每次呼吸，但现在我们可以真正合作了，因为我们试图将适当剂量的支气管扩张剂注入他体内。不到半小时，他甚至可以结结巴巴地讲话了。"医生，谢谢你。"他说，虚弱地捏了一下我的手。

他的太太和最大的孩子，一个六岁左右的小女孩，泪流满面。"谢谢您，谢谢您，谢谢您。"她们说。

外面聚集了一些人。巨大的赞美声向我传来。"我不敢相信你救了他！你是位伟大的医生！你知道要立刻做什么！你救了他的命！"

如果我可以偷偷看一下社区卫生工作者们的表情，我可能真的会这么做。但我的同事们和病人的妻子一样激动。随着让可以慢慢讲出一些话，这个年轻人也立刻加入激动的行列中，"你救了我的命"。

从技术上说，的确如此。这个吸入器救了他的命。这是我身上唯一的药物，而且只用于治疗急性哮喘。那天下午也没有其他患者和疾病需要我治疗，然而恰恰是这一疾病在他家人面前慢动作般地扼杀这个年轻的生命。因为我的口袋里有一个吸入器，并且想办法给他吸入了一半的剂量，我想我**的确**，从技术上来说，救了他。无论如何，这是个奇迹般的快乐时刻。

彼时彼地，似乎也没有必要再去解释什么——这不过是纯粹的运气让我恰好带着能够帮助他呼吸的药物出现，又或者说，我本来并不想来这里。我把话题转向了未来如何避免类似的情况发生，把吸入器留给了他，并解释说我们的诊所还有其他药物，可以降低此类发作再次发生的风险。解释疾病的严重性此时毫无意义。没有人比让更能体会这一点。

我终于出发返程了——在同事的陪伴下，

还有一群孩子和其他听过这个故事的人。我先搭上了一条小船，然后是同事派来的吉普车，我及时赶回家吃了晚饭。很快有人送来了另一个吸入器。布洛芬也发挥了作用。我感觉好多了。

第二天，让来看我的时候，我依然感觉良好。他看上去非常健康，而且也是走了近 13 公里到了我这里。"我无法表达我内心有多么感恩，也没有什么值钱的礼物。我给你拿了一只公鸡和一些鸡蛋。"他的赞美之词是华丽的：我拯救了他，他会每天为我祈祷。

此前很多年里，我听过许多类似的话，也对此一直很感恩，但这次觉得有点难为情，因为这次拯救本质上非常**偶然**。我想说："这是个巧合，而不是奇迹。"但这也有点让发生的事情显得微不足道。所以在给他做完检查，发现他仍有喘息症状（wheezing）之后，我只是给了他一套新的吸入器，并解释了如何预防未来发作或者复发时如何缩短发病时间。我补充道："它可能会反复。哮喘是一种慢性疾病。"

不到一周，让又回到了诊所，这次他的肺部很干净，还带来一只小山羊，再次表达了感恩和赞美。我的不适感加剧了。"那次只是运气很好。"我终于坦白了。"胡说！"他回应道。差不多有六个人听到了，他们和让的看法一样——"保罗医生，如果你突然犯了哮喘怎么办？还恰好随身带着自己用的吸入器？天意如此：你就是被派来拯救让的。这显然是奇迹！就是这样的！"

直到二十多年后的今天，我敢打赌，让和他的家庭，以及社区的卫生工作者或多或少依然会这么认为。但今天在这里，我的职责是向大家讲述，在一个日渐不平等的世界当中，这个关于吸入器的故事背后真正的含义。

这是我的三个观点。

第一点，也是最明显的一点：**我们生活在一个极度不平等的星球上**。当然，很长时间以来都是如此。从 1492 年哥伦布横渡大洋，却在海地北部海岸遭遇海难那一刻起就证明了这一点。当海地成为法国殖民地的时候，也证明了这一点。二十多年前，当一个哈佛医学院的学生不情愿地被带到正在地毯上垂垂将死的病人让面前的时候，也证明了这一点。

今天更是如此。全球和区域不平等似乎在不可逆转地扩大，而非缩小。想想这个国家：三十年前，人们讨论的是"1% 的人拥有人类财富的 9%"，而今天，后面这个数字已经是 25%。去年，美国经济创造的新增财富中有 93% 流向了这 1% 的人。[28] 如果从全球来看的话，这个数字更加惊人：全球人口的 0.5% 掌握了世界上三分之一的财富。[29] 与此同时，差不多 20 亿人生活在每天低于 2 美元的生活标准线下。大多数"发展中国家"30 年前就很穷困，而且现在依然如此。

贫富差距越大，我们面临的挑战就越大。在古希腊显然也是如此。普鲁塔克曾指出，"贫富差距是所有国度中最古老、也最致命的疾

病"。在当代，这种失衡更加不可容忍。在脸书
（Facebook）和领英（Linkedin）的时代，死于突
发哮喘发作意味着什么？如果我们彼此真的是
紧密相连，这对于诸如沙丁胺醇这样的好东西
来说，又意味着什么？

我们真的缺乏与地球上所有居民分享现代
性红利的机制吗？约翰·梅纳德·凯恩斯曾经
指出，人类社会已经获得了足够的生产能力来
满足全球的基本需求，而只是缺乏为有需要的
人提供服务的机制。[30] 当时是 1930 年。今天，
全球生产力的富足让凯恩斯所处的时代相形见
绌，但贫穷依然存在，而且在某些地方愈发严
重。我希望你们所有人都能密切关注我们的世
界中日益严重的不平等现象，并能够去寻找解
决它们的新办法。

第二点，我逐渐意识到，吸入器的故事
有一些神奇之处。对我和让来说都是如此。我
不是说某种宿命论意义上的奇迹，而是**人类团
结的奇迹**。这种奇迹是我们所有人都能在生

活、工作和社交网络中实现的——当我们将其
与有意义的行动、与同理心相结合的时候。我
这里提到"社交网络"并不是为了赶时髦，而
是指在互联网之前出现的某种东西：偶尔需要
一些人绕过我们，把我们从惯性中拉出来。沃
克·米拉特社区卫生工作者坚持将我的"不行"
转变为"行"，就是社交网络的一种体现，对**我**
来说也是奇迹般的礼物。

在更大的意义上，社交网络就是社会安全
网。我们很幸运能够生活在一个充满友谊和共
识的网络之中，这让我们更快地响应、分享和
获得关注，并且不仅就事件本身，还要就他人
对这些事件的评价作出反应。如果我一直是孤
立的存在，我可能会直接说"不行"，然后回
家。但是我对脱离自己的社交网络感到惭愧。
这意味着重新思考我的"不行"，把它转化为
"行"，然后爬上那座山。

第三点，也是最难得出的一点：**不平等和
不公正可能会蒙蔽我们所有人。**我救了让的命，

这真的是我的功劳吗？只有像我这样的傻瓜，才会把偶然事件当成命运使然，又或者忘记了只有身处特权阶层者，才能够从严重的身体伤害中恢复过来，重新踏上远途。只有少数人，才能最终以学生或演讲者的身份进入哈佛或圣十字学院。我们常常忘了我们享有特权，而和这些特权相伴的是，我们需要为他人——尤其是贫困者——提供帮助。意识到你的幸运，并通过把你的天赋和所学用于帮助那些可能没有同等机会，但肯定感念你们的善行的人，来把这份幸运分享给更多的人。

你们的学校是一所耶稣会机构，建立在天主教社会训导的基础上，提醒着我们这项必不可少、迫切而美好的义务。比起我当初听另一位毕业典礼演讲者讲述的时候，这些义务如今可以用多种多样的方式实现。无论你是通过脸书、推特还是 YouTube，或者直接提供服务，依纳爵的提醒一直会伴随左右，即我们为服务他人而活。

让我引用乔恩·尼康楚克四年前在你们的课堂上讲的一段话来结束演讲。他说，"我不是通过照镜子来看清自己的，我是通过向窗外看而找到了自己。圣十字学院给了你们这扇窗"。

今天，你们正站在窗边，而外面，是一个充满危险和希望的世界。

打开那扇窗吧。

对抗想象力的失败

西北大学，毕业典礼

2012 年 6 月 12 日

我很荣幸能和玛莎·米诺以及其他获奖者[31]共同分享这个舞台，他们的才华带领我们远离邪恶，让飞机在天空中翱翔，也教会我们辨别不同事物之间的差异。他们已经是我们在这个体育场感到愉悦的充分理由。同时还有你们：即将开启职业生涯的医生、律师、工程师、教师、记者，以及最后但同样重要的——毕业生。能和你们在一起，这真是美好的一天。

好了，不说这些花里胡哨的了。对我不太公平的是，我不得不在所有日子里选这么一天，让你们对我印象深刻。这并不是说在全球人口分布意义上的不公平——谁出生在哪里——

而是从更粗俗的意义上说，这是不公平的。为什么我必须抢了去年的演讲者的风头，那位叫史蒂芬·寇贝尔①的？他因为出色的幽默感赢得了满堂欢笑，在这种场合的效果很好，好像我现在只能对莫蒂·夏皮罗 32 做个小手术，才显得公平一点。寇贝尔还利用了西北大学的一些冷知识。比如，他提到了"岩石"（the rock），不过指的不是来自萨摩亚的职业摔跤手，而是某种令人毛骨悚然的嬉皮士仪式。又比如他关于"犰狳日"（Dillo Day）的笑话集锦。33 不用管那究竟是什么。人群欢呼了。这不公平，也很愚蠢。

首先，让我讲述一点我认为对你们来说最重要的事情：除了极少数例外，你们在这个世界上所完成的最了不起的事情，都来自**与他人的合作**——简而言之，伙伴关系。

我今天要讲的关于海地中部一家医院的

---

① 著名美国电视节目主持人和喜剧演员，艾美奖获得者。因其讽刺和扑克脸式的喜剧表演风格在美国广为人知。

故事正是个极好的例子。它是一个关于合作的故事——看见和看不见的——以及这种合作将看似完全不同的世界联结起来的力量。有时这些联系会被遗忘。以海地和芝加哥之间的联结为例：你们中有些人可能听说过，芝加哥据说是海地人"建立"的。18世纪晚期的时候，让·巴蒂斯特·杜萨布尔①在芝加哥河口建造了一个农场，成为该地区第一个外来定居者。尽管关于他早期生活的细节在历史学界仍存在争议——有人说他出生在一艘海盗船上，但他很可能来自海地，甚至可能来自阿蒂博尼特②的一个小城镇，圣马克，也就是我工作了很多年的地方。

正像这个故事接下来所揭示的那样，这座城市和海地之间的渊源其实更深。

---

① Jean Baptiste Point du Sable（1745—1818）是一位早期的非裔美国人和法国殖民者，被认为是芝加哥市的创始人之一。他出生在法属海地，后来移居到伊利诺伊地区。尽管他的名字很少被提到，但人们普遍认为他对芝加哥的发展特别早期历史做出了重要贡献。

② Artibonite，海地中部的一个省份，名字来自阿蒂博尼特河。

***

让我们回到 20 世纪 80 年代初期，那时候我第一次去海地。杜克大学的一门课程让我对健康鸿沟产生了兴趣，也激起了我对海地的好奇心。毕业后没多久我就去了那里。当时，我来到海地中部一个叫米雷巴莱①的沉寂小城，住在圣公会教堂的教区里，并且在一个炎热、人满为患的诊所里工作。虽然当时我还没有上过医学院，但不需要成为医学博士就可以看出，只靠和没有实验室及其他诊疗工具的忙碌的海地医生进行五分钟的交流，不太可能带来什么出色的医疗服务。同时，也不需要一个药理学学位就可以想象，那些用玉米芯作为塞子的瓶子里的药剂，大多数不会比安慰剂更有效。

我的工作是测量生命体征，并为一位被患者包围的年轻医生提供精神支持。我和他成了

---

① Mirebalais，海地中部高原的一个城市，其名称来源于克里奥尔语 *miray balè*，意思是"温柔的女人"。

好朋友，他承认在这样一个破败的设施里工作异常辛苦，但他并未为此做出什么改变。这个医生还不到 30 岁，已经在实践中接受了**关于匮乏和失败的教育**，而我的教育则都是关于富足和成功。尽管他并不贫穷，但在这样的诊所工作，降低了他对于为贫困人群提供医疗服务的可能空间的期望。

谁又能怪他呢？当时国际卫生领域的大多数所谓"专家"都得出了同样结论。直到今天，海地都是西半球最贫穷的国家，因此也是疾病负担最重的国家之一。这些挑战的严峻程度很难让我理解。但如果认为在海地农村唯一可行的医疗保健服务就是低水平的，这就是一种**想象力的失败**。

从那之后，我了解到，全球公共卫生专家中的大多数，和那些寻求解决贫困问题的人一样，都遭遇了类似的想象力的失败。当然，我也是其中之一。今天在你们毕业的时候告诉你们这些，是因为我花了很长时间才想明白这种失败的代价有多大。在诊所的每一天都清晰地提醒着我们因为想象力匮乏而付出的代价。这里说的失败并不是指我们没有长时间地工作——我们都这么做了——而是指没能想到其他方案，来替代那些公共卫生文献里所说的"现实""可持续""高性价比"（这三个术语在20世纪80年代末就已经流行起来）的项目。我的大多数海地同事和那位医生一样，不相信追求卓越的方式是可行的。我在米雷巴莱第一年的残酷而充满启发的经历，激发了我终其一生的愿望——在海地看到一座让海地人值得拥有的医院。

1983 年，我在米雷巴莱遇到了奥菲莉亚·达尔 [①]——一个 17 岁的英国学生，间隔年期间在一个眼科诊所工作，以及神父弗里茨和约兰德·拉芳坦，他们收留我作为志愿者。带着希望、焦虑和强烈的不适感，我们所有人都明白，

---

① 奥菲莉亚·达尔，"健康伙伴"联合创始人兼董事。

海地农村人需要更好的医疗服务。很多年后，这群人和另外一些同路者共同创立了"健康伙伴"。今天，这个组织在海地运营着十几家医院和诊所。

这就是目标：和海地的伙伴们一起建造这个国家值得拥有的医疗服务。即便在今天，承认这一点也不容易：我们大多数的尝试都失败了。有时候我们成功了：一个患有急性疟疾的儿童得到了氯喹①；一个骨折的少年得到了兼具同理心和医术的治疗；一个患有细菌性脑膜炎的年轻女子起死回生；一个贫血的正在分娩的女性，在本该很愉快但于她而言异常艰难的几个小时里获得了很好的陪伴。老实说，当我们回顾最初几年一天工作18小时的日子时，我们不能说自己在提供优质医疗服务方面做得很好，只能说在尽己所能地尽量快地完成一些工作。但可以肯定的是，完成质量永远比好的意愿和

---

① 也称"羟氯喹"或"4-氢氯喹"，是一种抗疟疾药物和抗自身免疫性疾病药物。

工作速度更为重要。我想，今天在这里就要毕业的医生们会明白我的意思。

正因为一直被那些常规要求所干扰，我们一再回到提高护理标准的任务中。但即便增加再多像你们一样充满理想主义的医生和护士，在条件如此糟糕的医院和诊所里，还是无法提供好的医疗服务。最终我们花了数年时间，通过合作伙伴关系——这并不像听上去那么容易——在一个临时安置区内建了一个好一点的医院——从米雷巴莱沿山路走要一小时。虽然我们不断改善医疗服务（尽管进程很缓慢），但整个国家的公共设施质量却在下降。这让人很沮丧。像我们这样的非政府组织的数量在不断增加，但对于建设海地卫生体系并没有太大帮助。我们怀疑，一部分问题在于我们处于公共部门之外且无须为其负责——尽管这可能带来了很多便利。我们加在一起并不等于各部分的总和。十多年前，我们明白了这一点，并决心把我们的工作拓展到公共部门。

***

2010 年地震之前的十年，是我们在当地的合作关系快速发展的时期，从芝加哥到海地，从多米尼加边境到圣马可的西海岸。但这些依然不足以满足需求。

我们谁也没有想到，2010 年 1 月 12 日下午 4 点 53 分，一场更大的灾难在海地发生了。一场大地震摧毁了太子港，造成约 25 万人丧生，130 万人无家可归。地震迫使我们在提供医疗服务之外扮演救援组织者的角色。这也让我们彻底重新考虑在米雷巴莱建立医院的计划。海地国家护校被摧毁了，很多医学院也被毁坏和关闭，太子港的大部分医院都已坍塌或破败不堪，下一代海地卫生专业人员未来要在哪里接受培训？

"健康伙伴"的支持者们已经为重建提供了数千笔捐款。但这些不足以重建真正大胆和美丽的东西；我们需要更多倍。这些心怀善意的人似乎也以某种方式联结起来。我以前的学生大卫·沃尔顿，致力于对该项目进行彻底的改革和扩展。女议员简·斯卡克维斯基介绍我们认识了她的朋友马乔里·本顿[①]。她是合作伙伴关系最伟大的实践者之一，如今也是我们最忠实的支持者和导师。海地和芝加哥的渊源不止于此。安·克拉克，我的大学同学，她把自己的小型建筑事务所和家人都拖进来参与医院的重建设计规划。在马乔里的领导下，他们动员了捐赠者和公司参与其中，并在芝加哥地区建立了有影响力的"关怀社区"组织。来自波士顿的前建筑公司老板吉姆·安萨拉一直为震后重建提供建议，并投入了时间、资源和人脉，让重建项目变得更好。这个团队一起先后修改了几十次重建计划，一次又一次把项目规模扩大，最终建成了一个占地 1.9 万平方米，拥有

---

① 马乔里·本顿（Marjorie Benton）是著名社会活动家和慈善家。曾担任联合国儿童基金会的大使和救助儿童联合会董事会主席；曾在海地的"健康伙伴"组织中工作。

320 张床位的医疗中心。这个规模是我们此前尝试建造的所有设施的三倍。可以说，这些计划正是我们对那些根深蒂固的想象力失败的实际回应。

上个月我去参观的时候，米雷巴莱医院如一座寺庙般横跨在一个小山谷里，闪闪发光，周围环绕着黑色的海地钢铁厂。在这个中部高原最大的城市，一座优雅的医疗中心和医学院从圆锥形的山丘绵延至贫瘠的稻田，正在一片曾经支离破碎的土地上慢慢成形。对任何来访者来说，这都是激动人心的画面。而对于任何一个记得大约 30 年前，就在几百米外，"健康伙伴"那简陋得甚至令人有点泄气的起步阶段的人们，这一切尤其令人感动。

米雷巴莱医院还将新技术引入海地的公共部门：它成了发展中国家最大的依靠太阳能发电运转的医院。它创造了数百个就业岗位，其中很多是永久性的。虽然不能说完全归功于我们，但是当我们看到"健康伙伴"附属医院周边的酒店、小商家、美容店和其他小微企业出现时，我们深感骄傲。我们所帮助的那些人还没有在农业之外的领域找到工作，但是，让他们得以摆脱疾病负担是第一步。他们最终一定会找到更好的工作。

对一些人来说，这座医院只是一幢在建的建筑，或者众多项目中的一个。但对我来说，它象征着我们对海地人民的尊重，也象征着我们期待把科学和艺术治愈的成果更便利地带给那些最需要它们的人。

***

这个故事和你们——今天要走向世界的毕业生——有什么关系呢？首先，尝试**克服想象力的失败**。很多人，包括一些公共卫生专家和我们的一些同事，对于雄心勃勃的米雷巴莱医院计划都表示摇头和持反对意见。我并不是说他们错了。只是我们需要更长的时间才能够证明它是成功的。医院是每个卫生系统的基石，然而它们太过庞大，运营起来昂贵而复杂。医院的医疗体系的复杂性，也是公共卫生系统往往选择从唾手可得的事情——比如疫苗、计划生育、产前护理、蚊帐、洗手习惯和厕所——做起的原因之一。

但是更棘手的健康和发展问题——从耐药性结核病、精神疾病和癌症，到缺少教育资源、清洁水、道路和食品安全——不能等着以后的某一天再去解决。全球健康领域的方法和策略是否允许我们治疗患有更复杂疾病的人群？我们可以回应更多的需求吗？

简短的回答是，我们当然可以，只要凭借创新和决心，以及比过去几十年更大胆的愿景。

第二点，当你试图想象或重新想象我们这个时代面临的最大问题的解决方案时，充分利**用合作的力量**。

自从 30 年前在米雷巴莱开始工作以来，伙伴关系一直是我们工作的动力源泉。这也是为什么我们用十几种语言称呼我们的集体为"健康伙伴"。有时候，它是服务提供者、教师、研究者之间的伙伴关系，更多时候它是不同背景（来自一个国家或多个国家）的人之间的伙伴关系。有时候，这种合作连接起不同类型的医学专业知识——外科的、内科的、精神病学的，等等。有时候，它们连接起能够设计和建造医院的人，以及知道如何用可再生能源为医院供电或将医院连接到信息网络的人。有时候，它们将全球范围内有才华的学生连接起来，正如我们从西北大学"全球医学"（GlobeMed）[①] 这样的组织身上所看到的。最重要的是，这样的合作把那些提供服务的人和需要服务的人连接起来——比如通过招募后者成为社区卫生工作者，让他们也能够成为提供服务的人。通过将人们从"患者"变为"提供者"，从"需要帮助的

① GlobalMed 成立于 2002 年，致力于提高全球健康平等。该组织的特点在于和当地社区领导者建立长期的合作关系，强调社区领导者的专业角色。不幸的是，由于财务挑战，该组织于 2023 学年末关闭。

人"变为"提供帮助的人",我们可以帮助打破贫穷和疾病的循环。这就是我们的可持续发展模式。

伙伴关系并不总是容易维持。当应该注重合作时,竞争却往往占据上风。那些努力消除贫穷的人,就像几十年前我在米雷巴莱的医生朋友一样,受到的都是关于匮乏的教育。在很多人失业的情况下,建造新的医院和学校会让一些人失望,因为每个人都想在那儿工作——不是因为他们想要一份更好的工作,只是因为他们想要一份工作,就是这样。如果有人得到了一份工作,我的同事们就会觉得他们失去了这份工作。

对于那些生活在穷困状态下的人,这种有限的零和思维的思考模式是可以想象的。他们的直观感受就是好的东西都会供不应求。但是这种想法在善意群体(外来的或本地的)和致力于消除贫困的发展专家中难以被接受。消除贫困不能让步于零和策略。我们面前的其他挑战也不会对此让步，无论是全球变暖，还是世界经济的长期公平增长。

毕业生们，请记住，如果没有真正的伙伴关系，你们不会收获属于自己的成功。不要认为成功的到来是以牺牲其他人的成功为代价的。随着这个星球上所有居民的生存都将面临新的挑战，你们这一代比任何一代人都更加需要拥抱伙伴关系。因此，当你们在那块石头上作画的时候，大家一起画。

夏皮罗校长，伙伴们，家人们，芝加哥"关怀社区"组织的成员们，特别是你们，2012届毕业生，谢谢你们邀请我再次回到西北大学。

第二部分

医学的未来和愿景

和第一部分一样，第二部分的演讲会继续探讨关于公平的挑战，但针对的更多是医学界成员，特别是刚刚成为医生的人。这群人醒着的时间几乎都在照顾病人，不是在教学医院就是在附属诊所。而对于任何临床护理的提供者——包括护士、心理学家、社会工作者和社区卫生工作者，我想说的内容都是一样的。

主要包括以下三条信息。

首先，医生往往很难看到**全局**，大规模的医疗资源更多被用于判断谁生病了，以及谁可以获得治疗。医生和服务提供者通常都接受过培训，从而能够在诊所和医院中照顾那些远离家庭和社区的个人患者。但往往是社会和经济原因决定了这些患者为什么和如何去到那里。公共卫生专家长期以来都向临床医学提出这类批评，所有医生和护士都需要留意这一点。[1]

此外，医疗专业人士经常从专业视角，而且仅从专业视角来看待患者。有句话说得好，"当你有把锤子，看什么都像是钉子"。当我还是一个在哈佛教学医院生活的医学生时，我学到了这一课，以及一条相关谚语。我们医学生经常会在医生离开之后留下来，试图给病人及其家属解释诊断和治疗方案。我发现，这比将一种语言翻译成另一种更难，因为每一项亚专科的医疗服务，似乎都用不同方式来看待病人和他们的问题。我曾向领导我们组的住院医生抱怨过这个问题。他笑了一下说："你问一个做披萨的人晚上吃什么，他会告诉你，披萨。"

所谓的全局并不是一个披萨或钉子，而是对导致痛苦的原因、为减少痛苦可以采取的措施，以及由谁、用什么（新的或旧的）工具来操作等一系列问题的坦诚理解。这种对全面性的追求正是**社会医学**（social medicine）的职责所在。我从我的老师们那里学到，依据一个医生的个人经验、所接受的培训和专业选择，很少能够可靠地理解患者的世界。我们必须努力理解我们的患者在其中生活、患病和寻求治疗的社会世界。

其次，不管是在波士顿还是在海地，尽管在医院中能够看到社会差异，但是医疗服务提供者和病人之间需要建立一种亲密关系。照护本身就是一种很大的权利。它不仅仅被定义为拯救生命或者减轻痛苦，也不仅仅是医生的事情。正如我的导师凯博文在他最近的一篇论文中指出的，世界上大多数的照护都不是由医生或护士完成的，而是由家人和社区成员完成的。[2] 这些没有酬劳、被低估的劳动，大部分都来自母亲、姐妹、阿姨和女儿。[3] 把技术能力和照护、同理心，以及有时候也和安慰联系在一起，是好的治疗的核心所在。

最后，贯彻（delivery）很重要。这一点似乎太显而易见了，不值得在毕业演讲中提到。但一项又一项研究表明，即便在发表这类演讲的美国，医疗失误和系统缺陷也都发生得太频繁了。高质量的医疗服务往往无法惠及那些最需要它们的人。我们有着卓越的医疗中心，但对于规模化地提供高质量医疗服务，我们依然有很长的路要走。这就是为什么包括金墉在内的我的很多同事一直在提倡"医疗保健服务贯彻的科学"（science of health care delivery）。[4]"科学"这个词可能过于宏大，对此的最好解读是每次朝着正确方向迈出一步。在病情最严重的患者能够得到尽可能高质量的治疗之前，现代医学的非凡承诺将无法兑现。

如果你服用了红色药丸：
对医学未来的深思

哈佛大学医学院，毕业班日
2003 年 6 月 5 日

我发现，做毕业演讲在某种程度上类似于我们在二年级时候的经历。那会儿我们第一次听病例报告：说什么和不说什么是有基本原则的，但人们总不太确定这些原则是什么。而且，就在你掌握了适合某个医学专业的表述方式后，你可能会加入一个外科团队，然后纳闷为什么在轮值时，当有人以"琼斯女士 57 岁，左撇子，有季节性过敏症和湿疹病史，目前因一场机动车事故（MVA）[5] 导致低血压和脾脏破裂"开始报告，大家都投来异样的目光。

毕业演讲也是如此。更糟糕的是，这些演

讲往往近乎荒谬，荒谬而无聊，因为父母和其他家庭成员——在医学中被称为"无足轻重的其他人"（insignificant others）——对于医学的晦涩细节并不感兴趣，更不用说思考它的未来了。除了你们中一部分是医生子女的人，你们知道自己的家人对于这四年你们干了什么其实毫无概念。你的大多数亲戚也不知道你接下来将经历什么。而这正是我今天演讲的主题：医学的未来，也就是我们自己的未来。

这样的演讲往往也显得尤其无关紧要，因为很显然，毕业生们本打算用那些可能损害短期记忆的肆意狂欢，来纪念这一重要的仪式。

如果这些还不算特别严重的问题——所谓什么能说和什么不能说的神秘原则，需要使用特定年龄群体的内部用语，还要让听众们觉得不无聊，以及今天的活动很可能会在明天早上就都被忘光了——那还有一点：邀请我来发言是危险的，因为作为13年前的哈佛医学院毕业生，我确实知道你们都经历了什么，尽管那时候哈佛医学院可能显得有些过时。自那之后每一年，我都非常幸运地继续在这个学院任教。因此，我们事实上的确**共同**经历了很多，这可能进一步增加了让父母和其他人成为局外人的风险。

你看，你的"无足轻重的其他人"，包括那些为你的医学教育支付天文数字的人，已经坐立不安了。"他肯定会很无聊，"他们在想，"又会讲一堆我们根本听不懂的专业知识。"而一些资深教员，或者我的老师们，可能会有别的顾虑："我们了解这个家伙。他肯定会触犯毕业演讲的某个不成文规定，会冒犯一些人，可能是某个主要捐赠者，又或者是某些非常保守的父母们。"

其中一些担忧是合理的。但是我不会冒犯任何人，原因有两个。首先，在考特威图书馆[6]一位了不起的图书管理员的帮助下，我终于发现了在毕业演讲中什么能说和什么不能说的一整套规则。上个月，我仔细研究了这些规则，它们的分量就像是由 OSHA[7] 或者一群法国哲学家所写的著作那样沉重。

我记下了其中的主要原则。事实上，我发现这套 24 卷本的毕业典礼演讲规则非常有用。第 16 卷第 39 章中包含一段很长的关于医学院毕业典礼演讲的例外情况的内容（MEDLINE 上还没有收录）。尽管 18 世纪之后的宗教和政治依然是禁忌话题，但我发现，谈论医学的未来，甚至深入到科学、流行病学和卫生政策，是完全可以接受的。调查显示，医学伦理也是可以涉及的话题。

此外，我还从第 7 卷第 12 章中了解到，机构捐赠的规模和演讲者的演讲对主要捐赠者的吸引程度成反比。我还读到，如果机构财务情况稳定，演讲者甚至可以更直接地跟学生们交流。因此，在和学校财务部门就哈佛医学院非常健康的财务状况进行交流之后，我决定今天的演讲对象是你们这群年轻的医生。

至于其他规则，包括可以或不可以引用什么，关于宗教和政治的规则很明确——绝不可涉及，可参见第 1 卷第 19 章。那个关于 18 世纪的条款如今正在修订中，很多人认为应该将"禁令"扩展到包括"十字军东征"在内的时期。而过去两年里，"十字军东征"也被从中间地带和经济状况不太好的机构的可接受演讲主题列表中删除了。不过我已经决定了要少谈世界政治。对我们医生来说，这一切太复杂了。正如伟大的美国哲学家克里斯·洛克（Chris Rock）最近所说："当最好的说唱歌手是白人，最好的高尔夫球手是黑人，瑞士人拿了美洲杯冠军，法国控诉美国傲慢，德国不想开战的时候，你知道这个世界疯了！"

最好回到医学的话题上。但是这 24 卷本中有整整三卷来告诫演讲者不要让人觉得无聊，可以寻找有文化相关性和适合听众年龄段的内容来引用。根据第 4 卷第 32 章的说法，不是随便什么引用都会奏效。"南方小鸡"① 过时了。还有埃

---

① Dixie Chicks，来自美国得克萨斯州的女子乡村音乐组合，成立于 1989 年。

米纳姆①——这也是我刚知道的——已经被移出了"出色演讲认证"（Good Speech-giving Seal of Approval），并且也不再出现在《巴特利特引言全书》中。

***

回到我这个有点模糊的标题——"如果你服用了红色药丸"。如果我的调查是可靠的话，今天在座的几乎所有毕业生都应该知道，我这里不是在谈论维生素或者便秘药多库酯钠。在考特威图书管理员向我展示的数据中，2003 届毕业生中有 94.2% 的人看过了《黑客帝国》。我也从同一权威来源得知，你们当中已经有 47% 的人看过《黑客帝国 2：重装上阵》。这非常令人印象深刻。（奇怪的是，有 7% 的人看过这部新电影"五次或更多"，如果这种痴迷持续下

---

① Eminem，美国说唱男歌手，20 世纪末白人说唱音乐代表。

去的话，可能需要和学习精神病学的同学交流一下。）

无论如何，你们这些年轻医生中的大多数在看到你们的计划表并留意到我的演讲主题时，将会心一笑。根据我的信息来源，尽管院长本人这些年来没看过《黑客帝国》或其他任何动作片，但他对我总是包容有加，而不像他的一些前任，让他们的美好仪容因为紧张和焦虑而蒙上阴影。正如我说的，他知道我会守规矩。（顺便说一句，我有充分的权利称呼他"乔"，因为他不喜欢被人叫做"马丁院长"[8]。诚然，这不是个杰出形象，而是一个来自被称作"老鼠帮"[①]的团队醉酒艺人的形象。但同样也不是他的父母给他取名为"院长"的。他是因为自己表现出色，从一位著名的神经学家一路向上，成为了院长。）

[①] Rat Pack，美国著名艺人团体，成员包括 Frank Sinatra、Dean Marntin、Sammy Davis Jr. 等。该团体主要活跃于 20 世纪 50 年代和 60 年代，表演结合了音乐、喜剧和社交元素，其影响延续至今。

不管怎么说，这里对不熟悉《黑客帝国》的人再补充一下。这是一部科幻动作片，情节灰暗但并不乏味：男主人公是工业和金融巨轮中的一个齿轮，一个在灰色小隔间对着电脑屏幕工作的程序员。住在一个看上去像是芝加哥或者多伦多的大城市里。他被人叫做安德森先生，觉得这个世界哪里不对劲，但又说不清楚。这"就像他心头的刺一样"。他确定生活中一定有比这些更多的东西。他觉得另一个名字下的自己更有活力——尼奥。简单来说，一个叫墨菲斯的人联系了尼奥，公司里有人在研制无人机，警方认定他们是恐怖分子。劳伦斯·菲什伯恩以非常夸张的方式演绎了墨菲斯。如果尼奥想知道什么令他苦恼——机器中所有关于生活的平庸和无意义——那么这个叫做墨菲斯的家伙，会非常乐意向他展示。

在进入严肃话题之前，我也想提醒在座没有看过这部影片的人（7% 左右）：不要和不礼貌的人去看这部自以为是的电影，尽管它已经催生了数十本学术书籍和研讨会。我做了个错误的决定——和我妹妹们一起去看，她们在电影播放全程都在进行"同步解说"。比如，当墨菲斯通过联邦快递电话联系尼奥，手机响了几秒钟后，尼奥没精打采地回答："喂？"

"你知道我是谁么？"墨菲斯有点夸张地问。

接下来是漫长的停顿。长到足以让我的姐妹们齐声喊道："劳伦斯·菲什伯恩，嘿！"

但如果你尽量在观看这部电影时避免这种失礼但又滑稽的陪伴，你将不得不承认，这个故事线还是不错的，而且和我们居住的世界相关。

当然，尼奥和墨菲斯展开了合作。墨菲斯给了尼奥一个选择：他可以选择看到世界本来的样子，拔出心头的刺，也可以选择退缩。墨菲斯用一个中规中矩的莎士比亚戏剧演员喝多了伏特加酒的风格勾勒出尼奥的选择。墨菲斯从他的时髦皮衣里拿出一个药盒，向尼奥展示了一颗红色药丸和一颗蓝色药丸。（不，这不是我们的高级教员和辉瑞股东们感兴趣的那种蓝色药丸。）墨菲斯讲了这样一番话："你吃了蓝色药丸，故事就结束了。你从床上醒来后，你会相信你想相信的一切。而你吃了红色药丸的话，你会继续留在仙境，而我会向你展示兔子洞究竟有多深。"[1]

就像动作片里任何一个心头有根刺的英雄那样，尼奥选择追求真相，也就是墨菲斯所承诺的。然而，真相是丑陋的。事实上，尼奥和他认识的所有人，都是奴隶。先不管他们被奴役的机制是什么。我不想向你们中那7%还没有看过这部电影的人剧透。不过结论显而易见：尼奥被骗了，被稳定的工作、炫酷的俱乐部音乐和时髦服装所迷惑了。一切都是假的。

---

[1] 这里的比喻来源于英国作家刘易斯·卡罗尔的小说《爱丽丝漫游仙境》。"兔子洞"也成为一个比喻，用来形容探索未知领域、发现新的事物、开始新的冒险等。

***

一定数量的红色药丸正是医学和公共卫生领域所需要的——当然，这是我的看法。但我们当中有多少人想去看看兔子洞能把我们带向哪里呢？（回到毕业演讲规则，我想赶快补充一点，路易斯·卡罗尔没有出现在被禁止的作者名单上，至少不在第 3 卷里，那里边禁止引用莎士比亚、埃米纳姆、卡利尔·纪伯伦、福楼拜——或者差不多所有法国人——以及图帕克的诗歌。另一方面，图帕克的**歌词**被批准用于物理学和哲学专业的毕业典礼演讲，他的作品在麻省理工学院以及今晚会举行的狂野而疯狂的 HST [9] 典礼上，也被广泛引用。）

我们敢吃下红色药丸吗？这是一个吃下红色药丸正有点犯恶心，而且仍在兔子洞里坠落的人提出的严肃问题。正如电影里一个反派角色所说——"无知是福"。

但无知未必是福。无知只是无知——而无

知和医学根本无法相容。我们的红色药丸可能比其他人的都要更苦一些，道理很简单，对于医生和科学家而言，蓝色药丸是不可接受的，即便我们大多数人实际上都选择了它。

我刚才说"犯恶心"、"仍在坠落"。为什么会这样？今天是属于你们的日子，不是我的，但你们的邀请对我来说意义重大。为了今天到这里演讲，我从海地农村经停莫斯科飞到波士顿，昨天下午还在思考我的演讲，查阅我关于那本演讲相关的书中第 11 卷到 26 卷的笔记。明天，我要经过田纳西州的诺克斯维尔前往卢旺达，不是直飞，然后回到海地；但十天之后我要回到非洲。你们肯定都听说过往返纽约的航班专线。事实上，我搭乘"哈佛－海地"班机已经 20 年了，我可以告诉你们，乘坐它真的让人感到疲惫。我开始希望飞机上的那些花生里能有颗蓝色药丸，如今这些花生差不多占据了我饮食摄入量的 32%。

所有这些疯狂旅行是为了什么？坦白来说，

是为了那个红色药丸。并不是说吃了红色真相药丸会让你搭上气垫船或者飞机。更确切地说，如果你吃了它，而且你是名医生的话，你会看到这个地球上到处都有不必要的疾病和痛苦。你也会看到，某些流行病已经完全失控，以及我上面提到的那些地方到处都有可怕的紧急卫生情况。你会看到一些人无法获得最基础的科学成果，以及过去几十年来随着医学获得"最年轻的科学"的名号而被开发出来的各种治疗工具。

我是一名传染病医生，所以我当然要谈谈流行病。你们可能觉得"非典"很糟糕，的确是这样。但允许我正视这个流行病。时至今日，尽管不足 1000 人死于"非典"，但很多《财富》500 强公司争先恐后地建立了"全球非典基金"；人们也为此捐赠了数十亿美金。我刚刚了解到，亚洲的一些机场安装了红外测温仪来甄别那些发烧的旅行者。所有这一切发生在短短几个月的时间里。这都很好。

但是，**每天**都有超过 8000 人死于艾滋病——现代世界里致死率最高的传染病。还有更多人死于肺结核和疟疾。今年，也就是你们毕业这一年，600 万人会死于上述三种疾病之一，其中大多数是儿童和青少年。这 600 万即将死去的人，几乎都可以通过现代医学而获得救治，但是这颗红色药丸提醒我们，我们没有做好准备来帮助这些最需要帮助的人。甚至那些报纸的编辑和出版商，也习惯了稳定地服用蓝色药丸，报道说全球基金（Global Fund）因为抗击艾滋病、耐药性结核病、和疟疾，资金将很快耗尽。穷人的瘟疫看上去不会让产业、媒体，甚至基础科学感兴趣。

这样的情况到处都是。服下红色药丸，你会发现 4000 万美国人没有医疗保险，还有更多人没有上过什么保险。服下红色药丸，你会发现这个星球上最底层的 10 亿人没有足够的食物和清洁水，而在其他地方，甚至包括这个国家，我们被要求对农业进行补贴，然后销毁过剩的作物或者干脆将其倾销给本就摇摇欲坠的农民经济，给他们致命一击。服下红色药丸，你会想知道为什么在全球互联的时代，数百万人死于饥饿，而另一些人在与肥胖作斗争。你会发现一些公司在所谓"计划报废"的过程中，故意提前淘汰功能完好的药物和设备，而数以千万计的人将在没有从索尔克、萨宾甚至巴斯德的发现中受益的情况下死亡。[10] 这种状况在**真实的荒漠**① 中存在了一段时间，情况越来越糟。

　　为什么要在这个庆祝的日子里提起这些沉闷的事情？因为你们，2003 届的毕业生，能够改变这一切。事实上，你们必须这样做。事出紧急。的确，这听起来有点"乌托邦"，但也是可行的。对你们来说，杯子里已然有了半杯水：作为医生，你们有为更好的世界而战的特别授权。你们可以用政客们做不到的方式呼吁医疗保险，因为你们只是在为自己的患者而战。基

---

　　① 　引自《黑客帝国》里墨菲斯对尼奥说的话："欢迎来到真实的荒漠（desert of the real）。"——编注

于同样的原因，你们也可以用其他人做不到的方式抱怨药价。你们甚至也可以发表一次像今天这样的关于红色药丸的演讲，而不会被认为是个讨厌的家伙。

因为这些是我们被鼓励做的事情：为患者的生存和命运而战，尤其是那些最病重和最脆弱的人。

你不需要长途跋涉就能遇到那些得不到标准医疗服务的人。这个班上的一些同学曾经在离这里不到两公里的街区和我们的团队一起工作。很多学生都惊讶于我们在罗克斯伯里的患者中，很少得到医生的到家探视。但是红色药丸会告诉你，患者离开医院之后往往会出现各种问题——关于理解和遵循医嘱的问题、难以配到所需药品的问题、不会预约诊所的问题，甚至无法支付房租和水电费的问题。

你们可以自己解决掉其中一些问题。假设你是个骨科住院医师，在从健身房去医院的路上，你看到一个女士跌倒并导致股骨颈骨折。

正如你在（非常）简短的手术记录中所写的那样，你帮她安好了支撑部件，一切都很顺利。而她就住在一幢破旧的公共住房大楼的五层，离你们接受训练的医疗圣地不足两公里。电梯坏了。如果你服下蓝色药丸，你根本不会了解真相，因为她住在一个大多数医生几乎看不到的"真实荒漠"中。

　　你们当中有些人可能在想，还是让我们回到现实吧。毕竟你们昨天不在莫斯科（可能有一两个例外），明天也不会去海地。你可能正在考虑实习和之后的生活。和医学院的生活相比，这是很大的变化。就我自己而言，我觉得住院医师阶段是一段美好的时光。我热爱它。从今天开始，你们就正式成为医生了，几周后，你就会成为某些人唯一的医生。你的病人们都指望着你。

　　很多人会抱怨实习期，觉得时间太长了。的确如此，医生可能凌晨三点的时候还在工作，很辛苦。但和病人相比这不算什么。做一个现代生物医学的从业者到底有多难？在我乘坐的那些航班上，我看到行业领袖们总是非常勤奋。我经常翻看《人物》杂志，而他们在研究那些数据表。你们真的认为，我们比那些银行家和股票经纪人更辛苦吗？坦白说，我不这么觉得。

相反，如此不同的，恰恰是我们所做的事情。无论是内科医生、儿科医生、病理学家还是心脏外科医生，我们都是在为他人服务。这一切和我们自己、我们的收入、我们的成就感无关。这一切都关乎发生在我们的病人身上的事情。或者说，对于你们这些科学家而言，正是你们创造的知识，能够有助于修复这个世界。

在几个 100 小时的工作周之后，可能有些时候你会想服下那个蓝色药丸。不要这么做。临床医学和应用科学领域正在发生一些奇妙的事情，这在很大程度上是因为医学对科学的拥抱。这种拥抱的成果简直太棒了，几乎触及所有医学领域。从病理学到肿瘤学，再到传染病学，变革正在全方位地在展开。

但对于服用红色药丸的人来说，我们不得不看到进步的阴暗面。每天都会诞生更多和更好的医学成果，但我们明智而充分地运用这些成果的能力正在受到侵蚀。研发新疗法的能力变得更强，但缺乏将这些能力用于解决世界上最强"杀手"的决心。我所在的领域当然也取得了很多胜利成果，但几十年来都没有发现一类新的抗结核药物。截至 2003 年 6 月，依然没有针对艾滋病、结核病和疟疾这三大"现代瘟疫"的有效疫苗。

看看病人们的生活和世界，将有助于帮助我们意识到自己在践行公平上有多么落后——我们在这方面是失败者。去患者家里探访的理由有很多：他们能够帮助我们理解，为什么如果做不到公平，一切完善的住院治疗都会化为乌有。拜访病人也可以让我们了解，为什么有人拿到了处方却没有去配药，为什么预约了却没有来，为什么人们会错误用药或根本没有服药。

这种失败，你们在实习和作为住院医生期间都可以亲眼看到。而当你离开你的国家，克服了蓝色药丸副作用，并致力于应对全球性医学难题的时候，它们会更令人震惊。这也让我想到这次演讲主旨的另一个截然不同的、更私人化的部分——你们应该会很高兴知道这部分将是结束语。

***

如果到目前为止你同意我的看法，那么你将会看到现代医学的广阔前景，同时也会看到我们这个地球村的惨状。成果越来越多，但惠及的人越来越少。很多领域都是如此，但在医学和公共卫生领域尤其突出。我承诺过不会引用莎士比亚，因为演讲规则里不允许这样做，但我记得马丁·路德·金说过这样的话："在所有形式的不平等中，公共卫生方面的不平等是最令人震惊且最不人道的。"[11]

服下红色药丸会是一段可怕的经历。今天，你们当中有些人服下了红色药丸，但现在可能想吐出来。谁不想呢？我们生活在一个健康和贫富差距悬殊的世界，底层的十亿人没有获得任何现代医疗保健服务，而按目前的趋势预计，这种情况可能会在你们从业的头几年内变得更加糟糕。

所以，你们的世界的边界在哪里？明年，它将会缩窄为一到两所医院，你们每天离开医院想做的就是回家看部电影，或者听听音乐，或者做任何能让自己逃离真实的荒漠的事情。但在内心深处，在工作中，你们清楚这些边界都是人为创造的。它们的出现，是为了减轻**我**们的痛苦，而不是他人的。

你们到底适合做什么？你们毕业于世界上最好的医学院之一，而且你们生活在全球化时代。让我们面对现实吧：你们是世界超级大国的成员，你们出生在哪里或者什么情境下并不是那么重要：很多年轻医生并不能拥有你们所拥有的自由和影响力，或者医疗技术。或许这里引用上个月《哈珀斯》杂志里的话有点违规，但每个美国人都应该读读这篇文章，威廉·芬尼根[1]写道：

美国目前在军事、经济、流行文化方面都享有全球优势。但是权力不同于合法性。美国对自己所拥有力量的每一次自负、无情的运用，每一条不平等贸易规则和经济上的双重标准，都加固了全球金融系统，也更加削弱了自身的优势。[12]

芬尼根总结说："这种侵蚀，正在整个拉丁美洲、非洲和亚洲发生。"我在这些地方工作和生活，我知道他是对的。医学的未来同样被塞进了这个全球金融体系。这也是为什么我们在海地的团队不得不竭尽全力地在穷困的病患

---

[1]　美国知名作家和记者，曾获普利策奖等多个文学奖项，其著作有《疯浪人生》（*Barbarian Days: A Surfing Life*）等。

身上使用现代医学工具，因为它们并不构成一个"市场"。这也是为什么我们给亚洲商务通勤者研发了医用温度传感器，而另一个"发热（febrile）大陆"上并没有这种设备。

如果我只是总结说，"去修复这个世界吧"，我知道你们会不满。我经常会收到《二年级秀》报纸 [13] 的一些温和讽刺。为了让这里的家长明白我的意思，我会读一下最近这期节目内容。这份报纸在头版写道：

法默卖肾救村

海地－哈佛医学院教授保罗·法默博士昨天卖掉了他的第二个肾，为了给海地首都太子港附近的一个偏远村庄提供救命的结核病药物……他认为，过需要透析的生活，总比因无力救治可治疗的疾病而失去一个生命要好。当被问到关于他的勇气时，法默博士非常英勇地回答："口好渴……"

不过，撇开所有玩笑不谈，服下红色药丸，看到今天的这个世界，会让我们做出一些痛苦的选择。我并不试图把事情看得非黑即白：你们面前的选择无所谓好坏，它们只是做得好和做得更好之间的区别。

要做得更好，难道我们不该服下红色药丸并战斗吗？

你们这一代人将不得不回答这个问题。因为不幸的是，正如墨菲斯所说，你们和我的时间都不多了。当然，时钟并没有真的在催促我们。它在其他人身上滴答作响。再说一次——在我做这个演讲的时候，有多少人死于可治疗的疾病？特别是在我明天要返回的那个"发热大陆"上？

***

按照哈佛医学院的传统，请允许我给你们留下两条能够带走的关键信息。

180

首先，在实践中运用"黄金法则"[①]——尤其是在面对最后一个病人，在凌晨时刻，或者面对一个非常难沟通或脾气暴躁的病人时。你能像在乎你的母亲一样在乎这个人吗？你能像爱自己或者你的孩子一样去爱这个人吗？这些问题的答案很可能是"当然不会"，但至少红色药丸可以迫使我们去问这些问题。

其次，时不时上门探视。不要相信那套"尊重边界感"的所谓的智慧。帮助那些不能出门的病人洗碗，或是帮助受困在茅屋的病人把泥土地板改造成水泥地板，有什么不对？打破这些边界，跳出固定思维。你想，要是有一天醒来，发现自己的生活因为服下了蓝色药丸而如此暗淡无光，你内心那被遗忘、被忽视的冲动，是否会驱使你抓住机会，冒险一试？

你知道答案。答案就在那里，如果你愿意，就可以找到它。

---

① Golden Rule，通常指一种道德或为人准则，即以希望自己被如何对待那样去对待别人。——编注

现在你了解了。正如另一个超级英雄角色喜欢说的那样，了解是成功的一半。[1]

亲爱的医生、家人、朋友、同事和院长，我的演讲到此结束。谢谢你们，祝贺你们，2003 届的毕业生。

---

[1] "Knowing is half the battle"，这句话出自 20 世纪 80 年代的美国电视动画片《特种部队》(*G. I. Joe*)。该动画片的每一集结尾处都会出现这句话，意在强调知识和信息对取得成功的重要性。——编注

以医学为志业

迈阿密大学米勒医学院，毕业典礼

2004 年 5 月 15 日

开始和结束这类演讲，有什么比用发自内心的热烈祝贺更好的方式呢？我来这里，是为了献上一场啦啦队式的助威和长辈式的建议组合在一起的毕业典礼演讲。我很荣幸来到这里，因为迈阿密一直在我的生活中占据着重要位置。我是在赫尔南多郡长大的，靠近威基·沃奇（Weeki Wachee），美人鱼泉水公园。那时候，迈阿密作为遥远南方的狂野都市，是我们一直向往的地方——如果不是因为当时我们的父母觉得圣彼得对我们这些赫尔南多郡的孩子而言过于狂野和疯狂了，我们早就去了。

但等你到了投票年龄，你就可以去佛罗里

达南部了——或许在一个毕业演讲中提到佛罗里达的投票史不太礼貌。无论如何，我终于在大学期间完成了去迈阿密的公路旅行，自那之后会不时回来一下。

事实上，二十多年来我一直在哈佛和海地之间飞来飞去，而且没有直飞：迈阿密国际机场就是我回家的中转站。

迈阿密不仅是你们的家乡和我的中转站，它还是美洲的中心。在这个广阔世界，无论我去哪里，我都发现迈阿密有它特殊的意义。最近在卢旺达，有人问我是不是《犯罪现场调查·迈阿密》[①]的粉丝。

当然，迈阿密对海地来说同样意义非凡，我大部分时间都待在那里。我在海地农村遇到的一些人会用"迈阿密"这个词指代"美国"。当我要回美国的时候，他们经常会说："你要去迈阿密了？"我会说是的。他们确信哈佛医

---

① 《犯罪现场调查》，一部有影响力的犯罪侦查主题的美剧。

学院坐落于迈阿密，那里还有迪士尼乐园、五角大楼、好莱坞，以及西班牙大陆以北的所有地方。

因此，我的海地邻居和患者们——他们从没有听过耶鲁大学或布朗大学——现在非常自豪，因为我就要在这个重要的城市发表毕业演讲了。仅凭我在海地收获的赞誉，就非常感谢你们的邀请！

关于毕业的意义

我今天的任务主要是鼓励你们，并提供一些建议。在一些人眼中，我在这个领域的资历有限：我没有发明任何疫苗或发现新的基因，也不是什么院长或系主任。但我是个不仅热爱佛罗里达——悬挂孔屑①除外，而且也热爱医学

---

① 这里的"悬挂孔屑"（hanging Chads）是指 2000 年美国总统选举中佛罗里达州采用的一种选票设计，这种设计造成了投票者误投和选票是否被正确计数的争议，并最终导致了当年佛罗里达州上万张选票作废，以及著名的重新计票事件。

的人。从病理学到神经外科，我对医学着迷甚深。你们也会的，哪怕还没有。

一些愤世嫉俗的人可能会问，那又怎么样呢？

看看我们今天这个世界，21 世纪早期的样子。有壮丽的美景，也有暴力、战争和混乱；有本不该发生的大规模流行病，还有其他当我们坐在这里时正在失控的错误。有善意，也有贪婪和对权力的滥用。

然而，就医学而言，如果你们这一代能够以力所能及的方式来实践它的话，它应该是一种强大而坚定的向善力量。当我们听到"职业"这个词时，我们可能会想到很多行业。但我想我们都知道，在我们内心，医学是，或者应该是和其他所有行业都不同的。医学是一种**志业**。

（你们的父母现在可能在想，迈阿密大学可真是个昂贵的职业学校。）

当然，医学也可能被曲解甚至反转，这也

是为什么卡尔·希尔森 [①] ——他是迈阿密本地
人——能够写出既有娱乐性又富有教益的小说，
提醒我们每个人都可能犯错。众所周知，医学
有着黑暗的过去，远比希尔森小说里写的黑暗
得多。

作为新一代医生，你们有责任不让这些糟
糕的事情在你们任职时发生。因为从今天开始，
我的朋友们，你们就有合法身份了。你们是医
生。就像我们在哈佛医学院总说的那样（那里
采用通过 / 不通过制度），"P（Pass，通过）=
MD（Medical Doctor，医学博士）"。

根据希尔森的说法，你们在这里比在其他
地方更具有合法性。如果他的小说做足了功课的
话——我有这种预感——即便像我这样的内科医
生都可能在某种情况下在你们州做个整形手术。
老实说，佛罗里达是个"不守规矩"的地方。

---

① Carl Hiaasen，美国作家和记者，以推理小说和幽默风格
而闻名。其作品通常以佛罗里达州的环境和社会问题为背景，融
合了悬疑、喜剧和社会评论的元素，包括《风雨交加》（*Stormy
Weather*）、《浮尸》（*Skin Tight*）和《辣椒天堂》（*Strip Tease*）等。

希尔森的小说中有个角色就是一位整形外科医生，书中对他的描述很冷酷：当佛罗里达的太阳出来的时候，鲁比·格拉维林医生笑了一下，因为"它炙烤着面部的皮肤，使其变得坑坑洼洼，并在毛孔里播下邪恶而微小的癌细胞种子，它们最终会发芽并需要被切除"。[14] 因为这位优秀的医生是哈佛医学院毕业的，所以我们知道这只是虚构的小说，对吧？

是这样吗？

小说里，当格拉维林医生为了赚快钱而进行吸脂手术的时候，发生了一件非常糟糕的事情——因为我们刚吃过饭，让我权且称之为涉及大量动脉血的不可逆的医疗事故。根据希尔森在小说中的描述：

吸脂手术是这个国家最常见的整形手术，每年有超过 10 万例。吸脂手术的死亡率相对较低，大约一万人里有一例死亡。如果进行吸脂手术的外科医生很少或根本没接受过培训，那么出现并发症（包括血栓、脂肪栓塞、长期的麻木感和严重瘀伤）的概率就会大大增加。鲁比·格拉维林就属于这一类。一名医生愿意做吸脂手术的原因很简单——有利可图。在佛罗里达，无论是州法律、执业许可机构，还是医学审查委员会，都没有要求鲁比先学习吸脂术，或者等到精通于此再上岗，或者尝试之前先接受手术能力测试……鲁比·格拉维林是一名有执照的医生，从法律上说，这意味着他可以尝试他想做的任何事。

对于美国整形外科委员会、美国面部整形和重建外科学会，或美国整形外科医师学会的相关认证，他都毫不在意。墙上再多挂几块脏兮兮的牌匾又算什么？他的病人也不在乎。他们富有、虚荣、没有耐心……只有粗人、穷苦白人或情况更差的人才会质疑这个人的技术或者抱怨手术结果。[15]

现在，威基·沃奇的男孩可能会对希尔森

提到的"穷苦白人"一词感到有点冒犯。但先不管它。在我告诉你一则与整形手术完全不同但却是真实的故事之后，我会回到格拉维林医生的故事。我也会回到医疗事故的话题。但首先让我问你们：尽管选择很少是非黑即白的，但你偶尔也不得不做出选择。你会选择什么？将医学作为一种向善的力量，还是只不过是另一种生意？

关于你所做的

我有充分的理由站在你们面前，用乐观和充满希望的态度回答这个问题。我是特意对你们，迈阿密大学的毕业生、在读学生和教职人员说的。我的信念来自经验，因为我有幸和你们当中的一些人在海地一起工作过。

海地是一个非常重要的地方，特别是对佛罗里达而言。海地是我们最古老的邻居。它也是佛罗里达最大的贸易伙伴之一。许多海地人在迈阿密生活，为这个大都市的经济和社会生活做出了贡献。今天在这里，也会有自豪的来自海地的家长。海地无时无刻不在我的头脑中，而且我对海地充满感恩，因为我从海地人民那里学到了很多。事实上，我不知道谁让《我所知道的一切都是在幼儿园里学到的》①这本书火了起来，但我正打算写一本《我所知道的一切都是在海地学到的》。坦白说，我在哈佛的老师们肯定不会喜欢这样的标题，但是我亏欠海地很多。在那里，我明白了自己想要实践的医学究竟是什么样的，也理解了命运的无常。为什么我出生在这里，而不是距离海地一个半小时路程的地方？

在佛罗里达长大，让我对人生的随机性知之甚少；对于佛罗里达或海地的历史，我同样鲜有了解。当我在赫尔南多县公立中学读书时，

①　美国作家罗伯特·富尔格姆（Robert Fulghum）所写的畅销书，全球销量达上百万册。它是关于生活和人际关系的自助书，通过许多个人经验和故事，探讨了一些看似简单、普通的道理和价值观，如分享、尊重、诚实、善良等。

我对学到的知识产生疑惑，比如说，美国在上个世纪曾经军事占领海地超过 20 年。但我不认为自己学过让海地成为拉丁美洲第一个独立国家的那场奴隶起义。我也不记得了解过那个岛上的原住民，他们就和佛罗里达州的卡卢萨人 ① 一样早已消失。威基·沃奇在很长一段时间里并不是一个旅游景点，而是那些命名它的人的故乡 ——"Weeki Wachee" 在马斯克吉语（Muskogee）里的意思是"小泉水"。尽管我并没有对这个地方的美丽视而不见，但我却很少联想到这个州的动荡历史。

我们今天坐在卡卢萨人曾经居住的地方，他们被称为"凶猛的人"，因为当西班牙人在 16 世纪抵达南佛罗里达的时候，他们是最强大的部落。他们消失了，因为来自欧洲的天花、战争和征夺——这些都是欧洲人的"礼物"。我们

---

① Calusa，美国佛罗里达州南部的一个印第安部落，曾在 16 世纪和 17 世纪统治该地区沿海地带。他们拥有独特的文化、政治、经济和军事制度，主要以捕鱼和贸易为生，并与加勒比海地区的其他印第安部落和欧洲殖民者进行贸易往来；该部落于 18 世纪末消失。

现在可以在《迈阿密先驱报》上读到，卡卢萨人"建造了大型贝壳状的定居点，其中大部分在 20 世纪被拆除并用于道路填充，或是以为发展腾出空间为由被清除"。[16]

这难道不让你感到愤怒吗？**用于道路填充？**

别担心，我不会在毕业典礼这一天纠缠于过去。我要走向未来，这才是目前让我们担忧的。但我们都知道，如果不能从过去吸取教训，就注定会重蹈覆辙。

我直到离开佛罗里达去上大学之后才开始明白这句老话的含义。今天在座的很多人都知道，你们能够从一所顶尖的医学院毕业已经足够幸运。当我说"幸运"的时候，我不是在暗示你们不努力、不总是认真读书、没能准时参加轮值、没有把所有的休息时间都用来阅读《哈理森内科学》或者在 MEDLINE 上检索文献。当然，无论在哪里，你们当中没有人会在病人需要治疗或需要振作起来的时候松懈怠慢。但是说真的，我们最终能站在这里，而不是在非洲某个遭受旱灾的村庄，或是中东某个饱受战争蹂躏的定居点，又或是这个国家某个大城市中毒品泛滥的街区，难道不是真的有点幸运吗？

所以，我希望可以问一下，你们对幸运的认识如何影响了你们的选择？你们所有人都选择了医学作为职业，这是一门越来越以科学为基础的疗愈艺术。我亲身感受过你们的善意。今天在场的一些人参与了在海地农村进行的第一批神经外科手术：它们是在康热完成的，我在当地医院担任联合医疗主任。你们当中更多的人肯定去过托蒙德镇，"医疗共享"项目[①]和迈阿密大学在那里为这个半球上最古老的两个共和国之间的团结注入了新的活力。

你们班上的一位同学帮助组建了迈阿密整形外科医生团队。这些医生与格拉维林医生不同，他们前往海地中部高原的一个棚户区，为

[①] Project Medishare for Haiti，一个创立于1994年的医疗援助项目，旨为海地带去高质量的医疗保健，其总部位于迈阿密。

成年人修复腭裂。你能想象如果换成自己带着这样一个未能修复的缺陷度过一生，会是什么感觉吗？在美国，这种手术通常在儿童时期进行，以免孩子日后因为畸形而遭受心理和社会影响，但是迈阿密大学的整形外科医生和组织这次活动的学生们把这些资源给了成年人。我对结果感到惊讶——简直太好了。实现了美观，且无需吸脂。但后来我和哈佛医学院的一个学生聊到，他已经在海地中部工作五年了，而且转走了一半的腭裂病例。我想了解患者对于这一重大变化的反应。

"他们现在的生活怎么样？"我问道，"我的意思是，三十年的腭裂被治好了，突然之间，变美了！这种感觉肯定很不错？"

大卫是个经验丰富的海地专家，他停顿了一下，回答道："坦白说，他们不太关注自己'重生'的美丽。别误会，他们非常感激。但是他们显然更关心下一顿饭从哪里来、如何让孩子上学这些日常的事情。"

日常的事情。当然，他是对的。我以前在那里和很多地方都见过——因为艾滋病奄奄一息的一位年轻人，体重只剩不到 32 公斤，在服用了抗逆转录病毒药物（ARV）一年之后，体重增加了一倍。一旦他们身体有所好转，他们首先担心的是怎么养家糊口，而不是获得稳定的医疗保健。他们需要——现在仍然需要的是工作、食物和像样的住处。

这是否意味着我们应该取消腭裂修复计划呢？这是否意味着我们应该用建造工厂或者购买食物的计划，来取代提供抗逆转录病毒药物呢？

当然不是这样。这意味着我们生活在一个极度不平等的世界，而且作为医生、作为人本身，我们应该为修复世界做些什么。世界本身已产生裂痕，你们正是可以帮助修复它的外科医生。

我想这是我的第一点建议，甚至更像是恳求。你们必须比我们迄今为止做得更好。我不是那种要求大家手拉手唱"Kumbaya"①的人，但我们的确非常需要强有力的援助。我们所处的这个世界，一个迈阿密远比塔拉哈西更像首府的世界②，被分裂为两个部分：富人和穷人。

我们是富人。世界上其他地方，或至少底层的 10 亿人，都在忙于生存，以至于他们修复腭裂之后都没有时间照照镜子。他们中有些人甚至从来都没见过镜子。

关于你将要做的：几点建议

毕业演讲应该短一些，我也很乐意用丘吉尔式的话语来作为结束，比如"勇往直前，勇敢面对世界"。不过，我还是想给你们更实用的建议：记得涂防晒霜。

不过说真的，我的确想用一些建议作为结

———————————

① 一首非裔美国人传统歌曲。这首歌最早作为基督教圣歌为人们所传唱，后来也成为流行民谣歌曲。
② 迈阿密并非首府，这里指其繁荣程度远胜于真正的佛罗里达州首府塔拉哈西。

束。其中一些可能看似陈词滥调。如果我建议你要持续学习，你可能会觉得很惊讶。技术能力应该是我们提供给病人的最基础的东西。

我们做得到底怎么样？或许希尔森的书不过是为了让人发笑。但是，尽管医学取得了很多进步，医疗事故始终是个巨大的问题。

本周早些时候，兰德公司[①]发布了美国有史以来规模最大、最全面的医疗保健质量研究成果。这项发表在《健康事务》期刊上的研究表明，平均来说，对美国十二个社区的居民而言，针对急性和慢性病以及重要的预防性医疗保健服务，他们只能获得推荐护理的 50% 至 60%，不同社区之间差异性很小。根据研究者的分析，这些发现和数十年来的研究结果一致——医疗保健质量存在相当大的缺陷。[17]

站在数百人面前，我要坦白一个事实：我仍然在用小卡片来学习和了解新的疾病和药物。

---

① RAND Corporation，非营利全球政策智库，成立于 1948 年，其研究范围包括国家安全、经济发展、教育和培训等。

我仍然在学习，虽然不像学生时代那样刻苦。医学是前沿科学，至少我们可以为病人做的，就是比希尔森小说中的那些"小丑"更有能力。

在其他地方，包括附近的一些地方，并不是病人得到了错误的治疗，而是他们根本没得到任何治疗。因此，我想给你们的其他建议，都和我们职业的未来有关。你们中的很多人将留在佛罗里达；其他人会去往世界上的其他地方，最终可能和我一样，去到一个意想不到的地方。但在这个时代，你住在哪里已经越来越不重要了。如果我可以选择，我会留在这附近。这里有大片的沼泽地、椰林和鹦鹉丛林，有《犯罪现场调查·迈阿密》，还有丰富的文化娱乐活动。上次我在这里的时候因为布兰妮·斯皮尔斯来开演唱会而遇上了交通堵塞。不过，你选择住在哪里，或者哪个医学分支，这些都并不要紧。如果你将医学作为一种志业，无论你选择哪个领域，都可以做出伟大的成就。

如果你选择留在佛罗里达南部，请记住你

的那些同学和老师，他们正在海地中部从事修复腭裂或支持社区卫生这样的工作。你可以帮帮他们，或者支持一下那些仍想学习驾驶船只的脊髓损伤患者，或者那些生病却没有医疗保险，甚至没有住处的人。

试着让你的从医实践在大局和"小局"之间来回切换。这里的"小"不是说不重要，恰恰相反，指的是眼前的人——你面前正在承受痛苦的病人。我相信人类学教会了我倾听的重要性，但只有在临床医学中，这项技能才能发挥最大的作用。病人在配药或者预约的时候可能遇到什么样的问题，只有通过倾听才能知道答案。你有没有为一个足不出户的病人买过食物？你有没有帮那些难以站在水槽边的患者洗过盘子——如果他们（不像我们在海地的病人那样）家里至少有个水槽的话。科学能够让医学真正强大起来，但只有保持谦逊和韧性，才能让医学成为一种志业。

也要心怀大局。到底什么是大局？根据美

国电影协会的说法，今年的大片①是《指环王：王者无敌》。请允许我提起这个三部曲中的上一部。《指环王：双塔奇兵》中有一段精彩的演讲。它出自谦逊而执着的山姆卫斯·詹吉之口，当被问及他是否是英雄的保镖的时候，他说："不，我是他的园丁。"

这段演讲是电影的结语，也是我的结语，内容大致是这样的：

山姆说："一切都错了。按理说我们不该在这里，但我们出现在了这里。但这就像那些伟大的故事——那些真正重要的故事，其中充满了黑暗和危险。有时候你不想知道结局，因为结局怎么可能是幸福的呢？发生了那么多糟糕的事情，这个世界怎么会回到原来的样子呢？"

伴随着卡卢萨人的消亡及其物质文明的衰

---

① "大局"和"大片"在英文里是同一个词，big picture。——编注

落，我们身处一个被奴役和疾病玷污的世界。在这个世界上，仅仅是艾滋病、结核病和疟疾，一年就会夺去 600 万人的生命，其中很多是年轻人和儿童。这是一个充满着战争和恐怖主义的世界，也是一个我们将两岁的海地儿童作为"恐怖威胁"关押起来的地方。

这是个充满苦难的世界，任何一个心怀大局的医生都会意识到这一点。有时候，你可能会想放弃。但是那个谦逊而充满韧性的山姆又会告诉你："这些故事里的人物有很多转身离开的机会，但是他们没有。他们在坚持一些东西。"

"山姆，我们在坚持什么？"主人公问道。

山姆毫不犹豫地回答："这个世界上存在着美好的东西，值得我们为之而战。"

2004 届的毕业生们，亲爱的医生、教员、院长、校友、沙拉拉校长 [18]。这个世界上存在美好，它值得我们为之奋斗。即使你不能在给定的时间内创造 37 项奇迹，那又如何？你依然**能够**谦逊地、坚持不懈地做很多事。行医本身就是一个无声的奇迹。

就连山姆也以积极的态度作了结语，预言"崭新的一天终将到来。当太阳照耀的时候，它会让一切变得清晰"。所以，记得涂防晒霜，并让现代医学兑现它的承诺。尽你所能地把你的病人和他们的问题放在心上，但也花一点时间，至少一点点时间，思考一下更大的图景。这个问题重重的世界需要这样的思考。

我向你们保证，这是一项艰巨的任务，但谦卑的坚持可能会迎来胜利。

谢谢，祝你们好运，也祝贺你们和你们的家人。

震后海地 *

哈佛大学医学院，"正午"演讲系列 [①]
2010 年 2 月 11 日

　　当我离开波士顿去海地和家人团聚度假时，并没有意识到要一直等到今天才能重新回到这里。我想表达一下我的感激之情，也是我们的感激之情，感谢你们在地震后所提供的大量支持。明天就是地震后一个月整了，但感觉像是已经过去了很多年。无论如何，现在需要暂时放下对所发生一切的震惊，而去思考未来几个月，甚至几年里会发生的事情。

---

　　* 这篇演讲的部分内容被摘录和发表在《震后海地》（*Haiti After the Earthquake*，New York：Public Affairs，2011）一书中。——原书注释

　　① Talks@Twelve Speaker Series 是哈佛医学院的一个演讲系列，该系列演讲通常邀请各领域的专家展示他们的研究、见解或经验。"twelve"指将演讲安排在中午，为的是协调学生和教员的时间。

1月12日下午快五点的时候，我们的一位同事正在太子港开会，她来自都柏林，是哈佛大学传染病学专家，和"健康伙伴"一起工作了很多年。这次会议的主题是灾难筹备。以下是路易斯·艾弗斯医生的描述：

到周六，整个城市预计有五个手术室可用，但在这场悲剧发生的最初几个小时和几天的时间里，我照顾的大部分伤者都是开放性骨折和挤压伤，需要抗生素以及手术，但我们既没有抗生素，也无法进行手术。当我在街上发现这个人的时候，我们刚刚从一个开裂的建筑物中逃出来，48小时后救援医生到了，我们在露天条件下截断了一个年轻人的手臂，当时也没有麻醉剂可用。但如果不这么做，这个年轻人就会死于坏疽。

三天之后，在飞过一座完全陷入黑暗的城市之后——太子港这座有300万人口的城市只剩下了星星点点的微光——我们遇到了路易斯和另外两名布莱根医院[19]的教员，卓娅·穆克合吉和大卫·沃尔顿，他们正从帐篷下面的临时医院出来。即便在那个靠近机场的空旷空间，停尸房的恶臭也无处不在。路易斯已经好几天没合眼了，她正在给海地和美国的同事交接病人的情况，这样就可以休息一下再回来。其他带着补给的人正在陆续赶到。不久之后，她和一飞机的志愿者回到了海地。回去的路上，她不止一次地说："我并没有预料到会发生地震。"

我们都没有。我们都没有接受过应对这样重大灾难的训练；我们也没有准备好应对如此巨大的破坏和需求。很多自称是专家的人严肃地表示，他们**已经做好了**充分的准备，但至少在私下里，我们仍然不相信。我们正在进入一个未知领域，对诊断、处方和预后保持一定的谦逊很有必要。

那么**应该**怎么做呢？在临床医学中，对每个病人进行评估都有一个逻辑。作为在海地工作的医生，我们每天都很自然地运用这套逻辑——不仅在作为医生去照顾每个病人时，还有在思考我们深深关切的这个国家所面临的严重问题时。我们一直在思考，什么才是正确的诊断、最好的治疗计划和最现实的预后方案？因为海地长期面临各种社会和经济问题，医疗和公共卫生的巨大挑战都源于这些问题。在任何意义上，地震都是一个"慢性病急性发作"（acute-on-chronic）的问题。解决流离失所者和伤者的迫切需求，能否为我们提供一个解决根本问题的机会？

***

要回答这些问题，我们需要了解当前这些疾病的历史。今天可能没有足够时间回顾这些历史，所以我只简短地说一下。已经独立超过两个世纪的海地是西半球健康指数最差的国家。无论是从营养不良、预期寿命，还是孕产妇死亡率来看，海地都是这个区域的异类——即便这个"区域"指的是美国、加拿大**或者**牙买加、古巴以及多米尼加。海地为什么会是这样的情况，以及如何解释海地在自然灾害面前日益脆弱的历史，这些问题在任何关于"更好地重建"的讨论中都尤为重要。[20]

今天，我想分享一些关于哈佛医学院在应对海地危机中所能发挥的作用的轶事。我已经讲述了路易斯·艾弗斯的经历，而我们的大多数同事在 1 月 12 日那天都在海地，因为他们几乎都是海地人。地震后不久，很多志愿者很快就来了，我们最初关注的重点是引入外科手术团队。当一支由外科医生、麻醉师和内科医生组成的小队进入这个漆黑的城市之后，我去了海地最大的教学医院。我们希望它能够和布莱根医院相当。但事实上，这家医院在地震前就已经破败不堪，资金不足，当晚的医护人员也不够，没有一间手术室能使用。医院里有很多尸体，很多垂死之人；到处都是同样的恶臭，弥漫了整个城市。

当然，救护人员太少，补给也太少。但是医院院长在那里，护士长也在——尽管当时已经是夜里十点了，而且他们并没有我们的专业工具。我上次见到他们是整整一个月之前，当时我们启动了一个为病人提供食物的项目。如果在地震前一个月，海地最大的医院的病人都已经食物短缺，地震后的情况会怎样可想而知。

不过，当我一周后和克林顿总统一起回到海地时，他按照我们的请求带来了手术用品、发电机和麻醉剂——那里有十几间手术室正在运转。忙乱之中，我感到很骄傲，因为不仅看到了来自布莱根医院、波士顿儿童医院和麻省总医院[21]的团队，还有我们以前的学生和实习生，他们和数千名海地同事一起，处理着这次对整个世界而言的慢性积累引发的急性事件。一个原本已经很糟糕的问题，又因为遇到了两个世纪以来最严重的自然灾害而变得无法估量的糟糕。

　　无论你关注什么类型的健康问题，情况都是一样的。我们现在看到的所有破伤风病例都在提醒我们的"慢性失败"——未能及时接种成本低、有效且安全的疫苗。两天前，居住在布莱根的海地裔美国人娜塔莎·阿切尔写信给我们，讲述了一支来自波士顿、纽约、新泽西的临时外科医生团队抢救生命的经历。一个年轻患者深夜出现腹部僵硬，腹部立位平片显示有游离气体，并被送进了手术室。诊断为髂骨穿孔，可能是伤寒引起的。她正确预判并提醒说，如果未来几天、几周和几个月缺少必要的卫生设施，可能会导致更多类似病例发生。我有些惭愧地想到，在地震发生十年前，我曾看过关于海地伤寒的少量文献，这些文献同样揭示了海地巨大的疾病负担，也有着和阿切尔相同的结论。地震发生前几年，海地被宣布为西半球"最缺水"的国家。[22] 这又是一个"慢性病急性发作"问题，但我们可能终于有机会解决它。

***

对患者进行全面检查？我们在医学中常说的，你必须亲自去做。触诊、叩诊，并倾听患者。除此以外，你们已经看到了新闻里的照片——一个所有主要的联邦建筑无一幸免的首都城市。停下来想一想，这个国家会是什么样子。当然，并不是每个人都遭受同样的苦难，这是另一个主张采取更强有力的全球健康措施的理由。某种意义上，这类事件起到了一个很好的平衡作用。但这种平衡作用不会持续太久，因为那些在地震前本来就有食物、水和其他生活必需品的人，地震后也更容易获得它们。对患者的全面检查，无论我们称之为"灾后需求评估"还是其他什么，都必须迅速进行。

数据——至少是准确数据——很难获得。有人说死亡人数是 30 万，有人说 15 万。[23] 但有一点是确定的：如果我们今天讨论的运输问题不能解决，更多人会因此过早死亡。这是我们了解到的地震后 29 天的情况：海地的 900 万人口中，有三分之一直接受到影响，这意味着所有海地人都会受到影响，因为流离失所者正在寻找更安全的住所。估计有 2.5 万幢政府和办公楼倒塌，更糟糕的是，倒塌的住宅数量达 22.5 万幢。当时的这种现状，以及地方、国家和国际社会无力迅速提供避难所，导致拥挤和不卫生的非正式定居点在整个城市和南部遍地开花。随着人们继续寻找更安全的避难所，这些定居点也在向北部扩散。本来已经存在粮食安全问题的海地，将不得不依靠本地种植和进口食品养活大约 200 万人。进入四月和五月后，雨季就要来了，飓风季也要来了。

但重要的是不要忽略另一类数据——定性数据：我们都曾经历的损失。在我们的"健康伙伴"团队中，我们为朋友、同事和家人哀悼。我们不会忘记马里奥·帕格内尔博士，他致力于在学术报告中展现我们的工作成果。地震发生的那天下午，他正在家中准备报告，尽管我们目前还没有关于他死亡的证据，但我很确信我们将不会再见到他了，因为他的房子在他身边坍塌了。圣马可医院的实习医生多索斯和"寻找源泉"（Cerca La Source）的社工实习生鲁德琳·多尔桑的离去，意味着一整批正在接受培训的医护人员的流失，这种损失将会在未来数年持续存在。必须通过跨国培训计划和重建海地的医疗培训体系的共同努力，才能够真正解决这个问题。

还有很多人至今下落不明。

我们失去的朋友并非都是海地人：过去一年里，在与我们共事的八位联合国重要负责人当中，有七位在 1 月 12 日遇难。沃尔特·拉特曼，一位有远见的太阳能源倡导者，曾经在卢旺达、莱索托、布隆迪和海地与"健康伙伴"合作。地震发生时他正在太子港开会，至今下落不明。昨天给他的儿子写信时我真的很难下笔，因为他来海地其实是要帮我们为又一家医院提供太阳能。

　　我们医学院的高年级学生蒂埃里·波约在他入学第一年的时候就告诉过我，他梦想到海地做一名医生。海地是他父母的祖国，但他还不了解那个地方。他如愿以偿，过去几个月以来，他一直住在康热，和我们的同事们一起改善当地的医疗状况。周末的时候，他会住在他在太子港的叔叔婶婶家——终于和当地亲戚熟悉了起来。1 月 12 日那一天，他的八个堂兄弟姐妹都成了孤儿。他把孩子们带回了康热，在找到安全回到蒙特利尔的方法之前都待在那里：他的父亲会在蒙特利尔照顾他们。如果不是为了参加死去亲人的追悼会，他今天会在这里，在这个他非常熟悉的礼堂里。这是他第一次深入了解自己的祖国。

　　还有很多人的名字，这可能会让我们忘记海地人民在面对苦难时表现出的惊人韧性。几天前的一个晚上，我正要离开海地中部的一个医院，一个老人走上来拥抱了我。"海地完了。"他说。我看着两个年轻的海地人——一个是医

生，他在小哥亚夫①的家成了废墟，另一个曾经
是患者，现在是一名护理专业的学生，他的学
校如今也倒塌了——问道："是这样吗？"

"不，"他们两个人都说，"海地永远不会
完蛋。"

***

那么，到底什么是诊断？是通常紧接在漫
长的检查之后、治疗方案之前的那一行字吗？
我的海地同事坚持认为复苏是可能的，今天集
聚在这里的人肯定也会同意他们的看法：这并
不是绝症。我的诊断是"一个慢性病急性发作
问题"。我们目睹了一次巨大的地震，一次急性
事件，它震荡和夷平了这一区域人口最稠密的
国家。但"人口稠密"并不是这个问题中的长
期因素，贫困才是。因此，诊断结果是，这是

① Petit-Goave，海地的一个城市，位于西南部。

在长期严重贫困的环境下发生的自然灾害。

海地需要重建得更好。那么，这应该就是治疗方案，目前仍然在制定和争论中。传染病顾问只是给出了他们的建议而不是治疗方案，因为需要病人的主治医师来决定和实施这些方案。同样，对于思考我们面前的问题，这套逻辑很有帮助。给海地开的处方实在是太多了。有些和事实严重不符，大多数都没有足够的力量来支持海地人民，他们坚强、有智慧，并且已经在努力进行重建了。在医疗过程中，我们有多少次都意识到，治疗方案其实必须和患者一起制定？又有多少次都意识到，医生独自工作的形象是来自另一个时代的浪漫理想，而我们需要团队和系统才能有效提地供服务？提高我们为这群急需援助的勇敢的人所提供的医疗保健服务质量——当前的情况都说不上是"提供"——仍然是我们需要面对的挑战。

即便城市和乡镇都在重建，但还有另一项挑战——重新安置人口。截止到目前，海地人看上去几乎是靠自己在做这件事，没有获得太多帮助——或者说这些帮助远不足以满足他们所需。最大的挑战可能是如何创造大量就业机会。值得注意的是，一些机构开始推行"现金换工作"计划——一个我们应该觉得难为情的说法。截止到本周五，这类工作岗位已经有 3.5 万个。然而，在未来几个月，雨季来临前，我们需要创造 50 万个工作岗位。这是将资源从自称是捐赠国向身体健全和渴望工作的灾民手中转移的唯一方式。

学校需要重建。地震发生之前，人口学家和援助机构谈到即将席卷海地的"青年海啸"，仿佛把海地年轻人视为一种威胁而非财富。但人口是海地的主要财富，让孩子和年轻人重新回到安全的学校并提供现代教育，必须是当务之急。

那么，可以做些什么来帮助这些学生？地震发生后，我在综合医院遇到了三名医学院学生。他们最关心的是："我们将如何继续学业？"

这是美国大学可以发挥的另一个作用：确保目前这一代接受培训的学生——包括医学与牙科、护理学、药学，以及所有相关卫生专业的学生——有机会完成他们的培训，来服务海地那些最需要帮助的人。我记得，在卡特里娜飓风之后，哈佛大学和其他一些大学招收了来自杜兰大学、迪拉德大学、泽维尔大学和新奥尔良大学的学生，我们需要确保我们可以同样灵活地帮助来自海地的学生。昨天，我和我的朋友兼同事金墉进行了交谈，他是达特茅斯学院的校长，他表示愿意提供这方面的帮助。我们需要在这里和其他更多地方做同样的事情。

这些努力不会让我们对海地造成伤害。让我们继续建造连接了研究、教学和服务的金字塔。无论我们谈论的是来自布莱根医院的传染病医生帮助达特茅斯的肾病专家在海地中部的小镇进行第一例透析，还是波士顿儿童医院的整形外科医生在受地震影响的医院中解决复杂的手术问题，我在这些案例中看到了美国研究

型大学的目的纯粹的一面。无论我指的是一群
学生和教职员工协调志愿者和飞机来帮助转移
病人，还是愿意为救援和重建筹集资金的大学
附属团体，我们都认同，大学在提供研究和教
学等实质性援助之前就有很多可以提供的资
源。事实上，就"健康伙伴"及其海地姐妹组
织——"朋友的健康"（*Zanmi Lasante*）[①] 而言，
我们最近的大多数志愿者都来自这样的大学。

***

最后一点，预后的情况怎样呢？每天有那
么多人在为生存而奋斗。援助机构和非政府组
织的激增并没能带来太大帮助——海地的人均
非政府组织数量超过了除印度之外的所有国家。
人们普遍认为，非政府组织的统筹不当影响了
海地的发展，各方的慷慨投入也加剧了这样的

———————

① "健康伙伴"组织在海地使用的名称。

失败。这种情况就像是血管中堵塞的血液。但海地现在面临的最大挑战，不是缺乏对善意的努力的协调，而是多年来，我们的国家和其他国家没能努力让海地人民享受到基本的社会经济权利。如今，如果没有耐心和长时间的陪伴，就很难扭转这一趋势。如果允许我最后再打个比方，那就是用 24 号针头输血是不可能做到的，或是从消防水龙带里喝水。

要打破这一僵局，需要像我的同事们那样，学习如何以提供慷慨的捐赠和专业知识之外的方式来**陪伴**我们的伙伴。我们需要团结。前面已经给举了一些哈佛医学院和海地伙伴的事例。还有一些其他振奋人心的例子，包括我们在卢旺达农村的同事把他们工资的 10% 捐给了海地的"健康伙伴"同事；基加利市举行了三次为海地组织的募捐活动，过去两周，莱索托的同事筹集了两万美元。哈佛的很多团体都做出了响应。在河对岸的"健康伙伴"办公室，员工和志愿者——其中很多人来自哈佛和布莱根医院——几乎一夜之间学会了新技能，组成了非常高效的后勤团队、签证加急员和航班协调团队。我们对此感到骄傲和感恩。

***

我想继续前面提到的一个故事，并以此来结束演讲。之前提到的蒂埃里·波约最近给我发了一张他被八个成为孤儿的堂兄弟姐妹围在一起的照片，照片的名字是"波约和八个兄弟姐妹"，有人告诉我这个名字和某个电视剧相关。不到两周时间，这个年轻的医学生突然成了家长，而不再只是个表亲。我十天前见到他的时候，他的首要考虑还是把孩子们送到蒙特利尔的父母身边。

但现在，他们已经到了蒙特利尔，蒂埃里最关心的是尽快回到海地，重返手术室，回到工作中。我受到这种情绪的感染，我能感觉到这种情绪正在这个礼堂中弥漫。我们渴望感受到它。如果没有团结——人类最高尚的情感——那些美好的事物将会消逝。像哈佛医学院这样的研究型大学，特别是在与诸如"健康伙伴"、布莱根妇女医院、波士顿儿童医院，以及麻省总医院这样的"执行机构"联系在一起时，可以提供一种风格独特的务实的团结，这种团结将奠定学术、教学和服务的最高标准。

感谢你们过去所做的一切，以及未来你们将要做的事情。

关于破伤风的演讲

迈阿密大学米勒医学院，毕业典礼

2010 年 5 月 15 日

祝贺各位医生！很荣幸，也很高兴再次回到这里。首先，我要感谢的不仅是你们的老师和米勒医学院的管理者们，也要遵循迈阿密的传统，感谢你们父母的付出和支持。临近母亲节了，我们应该为今天在场的所有母亲鼓掌。

但今天的演讲并不是面向教职工和家庭成员的。我想在你们即将踏上征程时给出一些建议，这些建议可能在很多年后被证明是有用的。你们中的大多数人将会遵循"看一遍、做一遍、教一遍"①

---

① "see one, do one, teach one"，医学领域的一种传统教学／学习方法，由"现代外科学之父"威廉·霍尔斯特德提出，意思是说新手医生学习某项手术技能时可遵循这样一种模式，即先看资深医生做一遍，然后亲自上手做一遍，再教别人一遍。——编注

的模式来度过接下来的几年。如果我们计算一下你们提供、安排和记录护理的时间，你们将是患者的主要服务提供者。你们中的大多数人将在医院工作，尽管医院外的病人和潜在病人比医院里多得多。因此，如果我们作为医生所关心的只是如何预防或减轻疾病给人类带来的痛苦，那么你只能感受到医生这个职业的一小部分。

这很可能是你们生活中的核心张力：如何照顾好你们面前的患者，同时心里也明白，很多将我们推至患者身边的力量其实并不受我们的控制。

这种张力会激发创造力，还是会令人沮丧？这个问题的答案更多地取决于你们自己。你们中的一些人会通过深入研究某种疾病来寻求对抗这种张力；另一些人则会在临床工作和科研之间分配自己的时间；还有一些人会致力于通过政策解决方案来应对医疗护理中的难题。这些策略都是有效的，这也是我希望你们在未来的道路上能够时刻记住的。选择一条至少在未来几十年里能为你带来满足感的道路，而当这种满足感减弱的时候，敞开胸怀，向新的方向迈进。拥有这个学位，你们面前是一个广阔的可能性世界。

但根据我的经验，你们不太会记得我的这个建议。这是我第二次给医学院发表毕业演讲，上一次发生了一些小意外。尽管我试图向坐在演讲台旁边的平台上有着不同背景的同仁炫耀一下，但演讲结束后我才得知，由于音响系统故障，他们根本没听到我讲的任何一句话。

进一步的"羞辱"随之而来。当时我试图评估一下演讲的效果，于是聘请了一组顾问对每位毕业生进行了追踪调查。在获准开始研究之前，我经历了 17 次伦理审查委员会（IRB）的审查[24]。我的团队发现，只有 1.67% 的人记得我讲的内容，34% 的人甚至不记得谁给他们做了毕业演讲。这些数据具有统计显著性，而对于花费数小时准备这个冗长且自认为还算风趣的演讲的人来说，这令人沮丧。

那么，如何提供**能够**被记住的建议呢？一个方法是让建议简洁一些。昨天，在大学毕业典礼上，我提醒毕业生们，林肯最著名的演讲只有 273 个单词。但是一项对毕业典礼演讲的非科学调查显示，人们能记住的只有故事。因此，我想告诉你们三个关于破伤风的故事。其中两个来自海地，一个来自迈阿密。我请求你们永远都记得，在真正成为医生的第一天，你们从我这里听到了一场关于破伤风的演讲。

***

第一个故事。大约是 1985 年，海地中部。当时我还在哈佛医学院读二年级，同时也在海地中部和一群海地朋友一起工作——为那些因修建水电站大坝而流离失所、生活在赤贫中的人提供基础的医疗护理和教育服务。我当时非常乐观，部分是因为我是个年轻且从未经历过赤贫的佛罗里达人，完全不了解大规模社会力量的种种限制。但我正在学习如何全景式地看待问题。

正如我当时还从未见过赤贫的生活——"每天需要为找到食物、木材和水而挣扎"，一位海地母亲这样向我描述——我也从未见过破伤风，这是一种由产毒破伤风杆菌引起的全身性疾病，相应的有效疫苗于 1924 年被研发了出来。记住这个年份。长大的过程中，我听过"牙关紧闭症"，这是破伤风的一种典型症状，它会导致肌肉痉挛引发的疼痛，甚至更糟的情况。但在美国，这种病例很少，因为公立学校规定强制接种疫苗。换言之，往大了说是实施了有效的公共卫生政策；往小了说，我们在医院里几乎看不到这类患者。

当然，在世界上其他地方并不都是这样的。即便是现在，每年破伤风病例的总数依然超过70 万。我不清楚在 1983 年和 1984 年这个数字是多少，当时我在参与海地农村的疫苗接种行动。如果我们工作做得好的话，我就不该在这个国家看到任何破伤风患者，因为疫苗是有效的，而且成本很低。如果我们把工作做到位了，乔西安的故事就不会发生。

1985年，我们在康热建了一个狭小而拥挤的诊所。通常情况下，我和一小组社区卫生工作者一起工作，我们在乡间跋涉，进行健康普查，去拜访那些愿意帮助我们推广预防计划的村委会的人。有一天，一群男人用简易担架抬着一个十几岁的女孩进入我们这个拥挤的诊所。她全身痉挛，我们立刻意识到这是破伤风。严重的破伤风发作导致的痉挛会引发椎旁肌肉的可怕收缩，甚至会导致椎体骨折。这就是乔西安当时的症状，她神志清醒，正遭受着极大的痛苦。

我们不知道该怎么办。我们知道要找到伤口并进行清创，使用地西泮等肌肉松弛剂来缓解痉挛。我们知道抗生素可能会有帮助，而且手头也有，但是我们也知道，对严重破伤风病人的适当护理需要机械通气，有时候需要持续数周，我们这里既没有这个条件，也不知道去哪里能找到，即便在首都也是如此。

我们给乔西安插入一根鼻胃管，在一个被我们紧急征用为"重症监护室"的安静而昏暗的房间里开始了治疗。我们派人去太子港寻找转院的可能性。尽管在海地待了很多年，我变得开始怀疑这种转院的价值，因为大多数时候转院最终不过是提供了一种虚假的安全感。治疗开始对乔西安产生效果，她的剧烈痉挛程度有所减轻；几天后，她能够讲一点话，而不会引发又一轮痉挛，我也开始觉得我们这个小小的"重症监护室"，即使没有呼吸设备，或许依然可以挽救她的生命。这种感觉很棒。在太子港寻求帮助一无所获，因为那里的综合医院因为自身混乱而陷入瘫痪，而镇上的私立医院除手术室之外也没有呼吸设备。

几天之后的一个凌晨，有人跑来找我，大喊着："乔西安死了！"我从床上跳起来，跑到她的房间，让其他人赶紧去找真正的医生。但当我给她做检查的时候，我看到她呼吸急促。我们是不是镇静剂用得过多？她的膈肌和肋内肌是否受到影响？是否出现了自主神经功能障碍（导致很多重度破伤风患者心源性死亡的原因）？我们是不是因为错误的治疗方式再次辜负了她，就像在更大意义上，我们已经因为没有给她接种疫苗而辜负了她？我感觉很糟糕，我还记得这是一种充满恐惧的顿悟。在之后的岁月里，这种感觉变得越来越熟悉。

但乔西安没有死。她康复了：我们的远端干预挽救了她的生命。据我所知，她后来结婚生子，而且时隔二十多年后，她过得不错。一个圆满的结局。医学领域有很多这样的故事，你们在未来的职业生涯中会看到的。

作为一名 25 岁的医学院学生，这件事让我对挽救生命的潜在力量产生了深深的敬重，即使是远程医疗干预。我和自己私下约定，用我的一生来为生活在贫困中的人们提供体面的医疗服务。这包括建设更好的医疗基础设施，以及尽可能提升人们应对预防疾病或其他不良后果的能力。如今我非常幸运，可以和来自从多米尼加边境到圣马可海岸的数千名海地同事一起工作，他们帮助管理着海地农村的十几家医院。

***

第二个故事是关于海地地震的。同样，这也是一个关于大局和"小局"的故事。海地的任何人，或者曾经在海地工作过的人，都能告诉你1月12日下午五点——地震发生的时刻——他们在哪里。而当时，我刚刚带着家人离开地震发生的这个城市。这一切仿佛已经是多年前的事了。

你可以想象其中的痛苦。我也不想过多讲述它，以免让今天的庆祝活动显得沉重。不过，请想象一下在这样的毁灭性环境中尝试治疗伤患。正如在第一个故事中提到的，我们需要工具来把工作做好。最需要的工具是什么，我们又如何获得它们？

有些需求是非常明确的。比如对于乔西安，我们需要的是重症监护室级别的护理，这在地震发生后数日甚至数周里都很难实现。可能需要很长时间才能讲完米勒医学院为此所做的一系列贡献，但其中我最感激的一点，是为数以千计的受伤患者提供了拯救他们生命的治疗，其中有些人患有破伤风，而大多数人患有挤压伤和其他各种创伤。几天之后，迈阿密大学和"医疗共享"项目建立了一个大型在地医院，除了最严重的创伤，其他情况都可以在这个医院得到处理。在座的很多人都帮助我们把那些在海地无法得到治疗的病人转移到了迈阿密和其他地方。超过 300 名迈阿密大学的教职工和资深实习生——从外科医生到护士飞到海地拯救生命。请和我一起，对迈阿密大学的专业医疗人员无数次务实而团结的行动表示感谢！

但这些还远远不够。因为海地的问题是个

紧急而又长期的问题，还会有非常多震后复杂的健康问题，以及超过 100 万人的流离失所。事实上，除非我们能够把宏观和微观层面结合在一起考虑，否则会有更多破伤风病例发生。明天我会前往宾夕法尼亚州看望另一个我一直在提供非正式咨询的破伤风患者。谁知道在地震后的这个危险时期，破伤风杆菌的入侵途径会是什么？这位患者的名字叫里科，他已经使用呼吸设备几周了，并且情况因为自主神经功能障碍而变得格外复杂。我们认为他会好起来，但他如果继续留在海地——海地的重症监护病床依然非常紧张——那情况可能不太乐观。

***

第三个，也是最后一个关于破伤风的故事发生在美国，它将让这个演讲以轻松一些的方式结束。你们中有些人认识我最小的弟弟杰夫，他在米勒医学院工作。他从几年前开始和院长一起工作，担任健身中心主任——这是在他结束作为职业摔跤手的传奇生涯之后。对于在场的看不见坐在我面前这位健壮弟弟的朋友，我想说其实我和他长得不太像。我在摔跤或其他运动方面的热情都很短暂。我从来不会面临职业足球和摔跤世界杯之间的艰难选择。当我们第一次一起去海地旅行，有个老人看着我们，很直接地问："你们是同父同母吗？"

你们可能在想，我打算如何把第三个关于破伤风的故事融入到这次的"破伤风演讲"当中？一个月前，我弟弟在椰林里踩到了一个钉子。你们可能猜到我会对他说，"打一针破伤风疫苗"。然后我给他发了一堆的邮件提醒，因为我看到过太多破伤风的案例，以至于我会被工作中经常看到但其实发生概率较低的严重病例所困扰。他以前接种过破伤风疫苗，但谁都不记得那是什么时候的事了。保险一点总没错。

在一番兄长式的唠叨之下，杰夫开始打电话给那些你们都知道的地方。第一个电话问他的初级医疗服务提供者①是谁。我弟弟不明智地说了实话，"我没有"。对方告诉这位米勒医学院的健身中心主任，他必须要有一个。然后我弟弟聪明地编造了一个名字，"兰尼·加德纳是我的初级医疗服务提供者"。

"请不要挂机。"

接下来，我的弟弟被告知自己要被转送至肯德尔县的一个地方。"但是我就在医学院里工作。"他温和地表示反对。

"请不要挂机。"

然后我弟弟被告知要被转送到巴斯科姆·帕尔默眼科医院[25]。

"但是我没有眼部破伤风，"他说，"眼部会感染破伤风吗？"

我在海地给他发邮件，坚持让他再试一次。这次他开始觉得有趣了，这是我弟弟的魅力之

---

① Personal Care Provider，简称 PCP。通常指患者需要医疗服务时的首要联系人。PCP 可能是家庭医生、内科医生、儿科医生或普通执业医生。

一，不过这在破伤风预防上可能不一定有帮助。他打了另一个电话。

"请不要挂机。"他等了一会儿。

最终，电话里传来一个慈祥的声音。

"你好。"

"是兰尼吗？"我弟弟问。

现在，我想大家都会同意，你不需要初级医疗服务提供者的介入，就可以接种破伤风疫苗。我们中的很多人会认为，这个过程不需要涉及任何医生。

我弟弟坚持要我补充说，当他有机会接种疫苗的时候，很快且毫不费力地就接种了。我安慰他，他所描述的机制阻力问题，即使是在美国最好的医学条件下也很典型：交付鸿沟仍然是我们的最大挑战。

***

"破伤风演讲"到此结束。它比葛底斯堡

演说长得多，但比我上次在医学院发表的毕业
典礼演说要短。我希望能够借此启发和激励大
家：在你作为医生的整个职业生涯中，你将获
得几十年前无法想象的工具和方法。你将会需
要和病人分享新的医疗成果和你自己的培训所
得。要知道，很多需要疫苗的人并不能轻易获
得一个世纪前就有了的疫苗，我们还有很长的
路要走。

你们这一代医生面临着一个巨大的挑战，
无论你们在关于医疗改革争论不休的辩论中站
在哪个立场，都将不得不面对这个挑战。我们
拥有技术，也拥有大量专业知识。我们拥有强
大的研究能力，可以回答摆在我们面前的很多
问题。但是，如果我们想共同照顾患者和潜在
患者，目前还没有一个可靠的供给体系。无论
是在迈阿密、海地中部，还是在世界上其他地
方工作，都存在这个问题。

这个困境不可避免。但请记住我的开场白。
寻找一条能够让你有满足感的道路。在 21 世纪

成为一名医生是很了不起的事情，未来更会如此。今年，我不仅作为演讲者，同时也是 2010 届的教员，我想最后借此机会对这些年你们的支持表示感谢。它对我的价值，远超过今天我在这里所能说的。

  谢谢大家，祝你们好运！

第三部分

健康、权利和非自然灾害

本章以及全书有一个共同线索，那就是反对"风险和结果差异是随机发生的"这一观点。这些差异并不是随机发生的，就像飓风对海地产生的影响，和对邻国古巴、多米尼加共和国以及牙买加的影响显然不同，也不同于卡特里娜飓风对新奥尔良居民的影响——因为收入水平和居住地点的差异带来的影响各有不同。无论我们是否意识到，这些恰恰反映出我们所有人都参与其中的更广泛的社会力量和社会结构的影响。

　　第三部分的演讲着眼于非自然灾害，包括前面所提到的那些疾病以及失控的流行病。在探讨这个主题时，接下来的演讲借鉴了全球健康领域经常使用的三种互补范式——这些模式在第一部分的斯科尔演讲中简要介绍过，但在这里值得进一步阐述。

第一种是发展范式，本质上是一个通过对全球健康领域进行投资来实现进步的观点：为了打破贫困和疾病的循环，使贫困人口也能长寿和过上有质量的生活，我们必须在医疗保健和教育方面投入大量资源。比如，如果疟疾夺去了一个大陆上数亿人的生命，那么只有在我们更好地预防疟疾并对患者进行治疗之后，经济增长才不会放缓。

第二种范式是需要有面向公共卫生的公共产品。这一观点认为，包括疟疾在内的任何传染性疾病，都需要在公共卫生上投入，从而预防疾病传播。如果这种疾病通过空气传播，比如结核病或禽流感，则更是如此。

第三种范式基于权利的概念。这些论点直觉上很吸引人，但常常受到一些专家的质疑。

仅仅试图定义公共卫生权利就会引发棘手的问题。但必须为此付出努力，因为"基于权利的全球健康"的论点是三种范式中涵盖内容最广泛的。一个影响寿命但不影响经济增长的疾病，在发展范式中不会被关注；非传染性疾病在公共产品范式中也显得不那么重要。但实际上，治愈所有折磨人类的疾病，是全球健康的核心目标。

此外，一种不受限制的基于权利的范式，能够解决最贫困人群的健康问题。按照卫生服务商品化的定义，这些人肯定会被排除在外。其他任何范式都做不到这一点。病人一旦变成"客户"或"消费者"，就会出现基础医学和公共卫生进步只为少数人服务的情况——最需要的人反而得不到，而这种情况会变得普遍和可接受。公共卫生权利的概念与卫生服务的商品化是彼此对立的。

以下四个演讲深入探讨了上述这些问题。第一篇演讲于 2004 年发表于哈佛公共卫生学院。此前一年，我们以事实上并不存在的大规模杀伤性武器为借口发动了一场战争。然而，尽管想象中的"武器"可以释放发达国家的技术之怒——"智能炸弹"，但也证明了组织**大规模拯救武器**（疫苗、治疗工具、药物）——科学和技术进步的骄傲和承诺——难度更大。

我在后文《大规模拯救武器》这篇演讲中提到，现代公共卫生体系的改善始于 19 世纪后半期，很大程度上是因为技术进步与促进公平的努力紧密相联。最能说明这一联系的是鲁道夫·魏尔肖（Rudolph Virchow），他在 1848年宣称，"医生是穷人的天然代理人"。[1]魏尔肖的观点对医学和公共卫生领域产生了深远影响。但是其他范式，包括最恶劣的——医疗甚至公共卫生服务商品化——已经占据了政策制定领域，即使在道德制高点上它仍与魏尔肖的愿景保持一致。要让公共卫生真正变得重要，我们需要记住，如果我们希望未来减少愚蠢的、过早死亡的发生，医学和技术的快速进步必须和公平计划相结合。

没有什么比卡特里娜飓风事件更能证明公平的重要性了。在早已被遗忘的热带风暴珍妮夺走海地戈纳伊夫及其周边地区两千多条生命之后不久，杜兰大学医学院 2008 届的学生在新奥尔良开始了他们的学业。在这些学生到达新奥尔良第一个月里，我有机会到杜兰大学和慈善医院发表演讲。当我回到非洲中部时，卡特里娜飓风已经在加勒比海形成，并缓慢向北穿过墨西哥湾。当我到达卢旺达农村时，我的同事们已经在电脑屏幕上观看新奥尔良世纪风暴的可怕登陆，这些技术产品在十年前根本无法想象。像当地其他机构一样，杜兰大学关闭了校园，把学生转移到其他地方长达数月；甚至成立于 1736 年的慈善医院也受到了重创。

不同于横扫海地及其邻国的热带风暴珍妮，卡特里娜飓风将会被人们记住，它提醒人们不仅要关注公共卫生，还要关注所有负责公共安全和灾备的机构的脆弱性。本书前几部分中提到的种族、阶层以及所有大规模社会力量的重要性，都被袒露在公众面前。即便是对卢旺达农村社会的观察者而言，一个富裕、技术先进的社会内部的裂痕也是显而易见而且令人震惊的。

那个时候我就已经非常关注"非自然灾害"，当时距离海地一个月内被四场类似的风暴摧毁（戈纳伊夫再次被淹）还有一年，距离地震摧毁太子港还有两年。

除了战争和饥荒（通常同时发生），在所有其他灾难中，地震是最致命的。它带来的瞬时死亡率最高，大多数人在地震发生后几小时内就会死亡。里氏震级能够衡量地球的震动水平，但并不能告诉我们究竟有多少人丧生以及多少建筑被摧毁，也无法告诉我们究竟是什么导致了丧生概率的差异。

设想一下，如果在另一个国家或另一个城市发生 7.3 级地震，后果会完全不同。2010 年 2 月 27 日，智利发生了更强烈的地震，造成的死亡人数不到 600，而相比之下，两个月前的海地地震造成数十万人丧生。海地建筑质量差、城市位于陡峭山脉上、人口过密、缺乏准备或救援设备和人员、本应主导灾难应对的公共机构长期资金缺位，以及极度政治混乱造成了包括远至南亚地区维和部队的存在——这些因素共同放大了海地地震的影响，并恶化了其次生灾害。缺乏清洁水和来自霍乱流行区域的维和部队又引发了随之而来的霍乱流行。霍乱菌株在海地是一种新的病原体，这凸显了传染性疾病的社会决定因素，也体现了分布在世界两端的国家之间的关联。

建立超越国别的更广泛的共识，才能让我们所有物种能够共同分享科学进步的成果，无论我们在哪里出生，或者在哪里生病。

但在带来新的灾难之外，这种联结也能带来救助，甚至是大规模拯救的武器。

全球健康公平和在大规模拯救中遗失的武器

哈佛大学公共卫生学院，毕业典礼
2004 年 6 月 10 日

很荣幸今天能和你们作分享。当我四月份得知今天要在这里发言时，我还在海地，收到了一封来自哈佛公共卫生学院的一个学生的邮件。他写道："我听说你是今年毕业典礼的演讲者……你竟然打败了波诺！①"他今天也在这里——我是说这个学生，不是主唱波诺——我打算问问他这句话是什么意思。我非常欣赏波诺——他是一位出色的歌手，他在体育场里的

---

① 保罗·大卫·休森（Paul David Hewson），爱尔兰音乐家、词曲作者、慈善家和社会活动家。出生于 1960 年，以乐队 U2 主唱身份广为人知，享有国际声誉。

演唱会都座无虚席——我认为这句话是种褒奖。它让我想起波诺曾经在哈佛毕业典礼上讲过的一句话："我真的非常紧张。我从来没在这么少的观众面前发表过演讲。"

我也很紧张，因为这是我第一次在公共卫生学院的毕业典礼上演讲。它比起在医学院做毕业演讲更有挑战性。其中有些常见的恼人规则：比如避免讨论党派政治。如果提到战争，也应该是发生在过去那些世纪的战争，包括布拉德·皮特出演过的电影里的那些。接下来还有公共卫生学院自己的准则，比如鼓励使用"患病率"和"发病率"这样的术语。"基于人群"和"疾病负担"这类术语也是被鼓励使用的。今天这种场合不需要生物统计学数据，但好的公共卫生方面的笑话和段子是需要的。

这的确是个问题。你们当中有多少人听过公共卫生领域的笑话？我们这个领域可不是什么搞笑的领域。更糟糕的是，笑话必须能产生文化上的共鸣，因为在哈佛大学公共卫生学院，通常平均每个班上都有来自 64 个国家或地区的学生，加起来可能说着 147 种不同语言，这还不包括你们现在可以流利运用的公共卫生语言。

这里有一个跨文化的公共卫生笑话，我最初是在隔壁餐厅听到的。世界卫生组织成员国于 1978 年签署的《阿拉木图宣言》被认为是现代初级卫生保健运动的里程碑，宣言的崇高目标是"到 2000 年人人享有医疗保健"——其中提出的所有计划，无论是提升疫苗接种率，还是减少营养不良现象，都被签署国认为是可行的。然而，在大多数最需要它们的国家，这些目标并没能实现。一些最贫困国家的健康指数还在恶化。随着 2000 年临近，《阿拉木图宣言》的口号在国际卫生界也成为了笑柄。有人开玩笑说："这个口号有个错别字，应该是'到 3000 年让人人享有初级卫生保健'。"

你看，并没有出现捧腹大笑的场面。公共卫生领域的笑话，基本都是黑色幽默，因为代价太大了。既然代价很高，我们的标准也必须很高。但相反，我们看到，以实用主义的名义去解决穷人的健康问题时，人们的期望值在逐渐降低。这一直是一个重大问题：如今，在国际卫生领域，给生活在贫困中的人口设定低标准成了一种"默认机制"。当你开始或继续你的职业生涯时，你将不得不应对一些所谓的传统智慧，正是它们造成了我们为世界底层的十亿人口所设定的低标准。

你们将会把公共卫生带往何方？虽然我不是公共卫生历史的专家，但有这样一种印象，即公共卫生领域也有高潮和低谷。为了证实这种印象，我做了些一手研究，今天会在这里分享。后面我也会提到 19 世纪的公共卫生情况，但现在先就引领我们前进方向的 20 世纪稍微谈几句。进入 20 世纪仅仅四年后，我们有时站在 20 世纪领导者的肩膀上，有时又屈从于现状。那些在葡萄园①中努力奋斗的领导者和他们的同

---

① 这里比喻美国殖民早期的奴隶制存在时期。

事正是我的研究对象。我开始对美国本土和英国（包括福克兰群岛和直布罗陀）的公共卫生从业者展开研究。

　你们大多数人应该都听说过哈佛著名的"护士健康研究"和"医生健康研究"。[2] 但我敢打赌，即使是巴里·布鲁姆[3] 也不知道我们的"公共卫生从业者研究"。通过对 2.6 万名受访者的调查，我们发现了一些有趣的趋势和关联。有些结果是意料之中的：64.2% 的受访者认为，消灭天花是 20 世纪公共卫生领域的最高成就。这的确具有统计学显著性——P 值为 0.00001。

　我们的研究还揭示了其他有趣的关联。首先，在公共卫生实践中，天蝎座和天秤座占优势，但在美国、苏格兰和威尔士，17% 的公共卫生院长是白羊座；其次，大多数公共卫生从业者认为抽烟有害健康。72% 的人不相信芳香疗法可以治疗复合性骨折——如果剔除加州的受访者，这个比例是 89%。

　这些数字在过去三十年来都保持稳定。然

而，在这些年里，全球公共卫生领域发生了很多变化。调查发现了一些沮丧情绪和大量抱怨的声音，"资源不足"被反复提及。研究的确显示，在 20 世纪 80 年代和之后全球不平等情况加剧的时期，公共领域的投入非常少。在一篇名为"完美犯罪"的文章中，经济学家詹姆斯·K. 加尔布雷思通过观察这些年的趋势变化，提出"全球化时代下不平等加剧"的论断。他在 2002 年写道："过去二十年来，全球不平等现象不断加剧，已经超越国民收入变化的影响。伴随着新自由主义意识形态兴起、国家主权瓦解，以及 20 世纪 80 年代初全球债务危机下凯恩斯主义政策终结的几十年里，不平等现象在全球范围内进一步加剧。"[4]

你们中有的人会想，"到底什么是新自由主义意识形态"？而其他一些人，特别是来自拉丁美洲和非洲的人，则可能会很有共鸣地点头表示了解。这的确很复杂，但简而言之，新自由主义一旦进入到公共卫生和医疗体系当中，涉及服务的商品化和私有化，就会成为"消费者"购买的"商品"。公共服务成为私营企业——这就是新自由主义的梦想。我不知道公共卫生的商品化是否对所有人都不利，但从我多年在海地的经历来看，这对于没有购买力的穷人来说很糟糕。那些没有购买力的人往往会成为承受疾病负担最重的那部分人。

不过，并不都是坏消息。在加尔布雷思发现"新自由主义意识形态兴起"的同时，我们看到在基础科学领域的投入带来了惊人的新发现。这些新的发现成果能够被转化为大规模拯救武器（weapons of mass salvation），比如疫苗。但即便是科学上的进步，也可能因为不断加剧的全球不平等，以及相应的未能通过投资来保护最贫困人群的健康而受到威胁。那些有机会享受科学成果的人活得更长久，身体更健康，而未能获得科学成果的人寿命更短、承受更多痛苦。在世界上的一些地方，艾滋病加速了这一进程，人们能够看到无法获得医疗资源的人死去的速度和悲惨程度。这种不断扩大的"结果差距"和不断扩大的收入差距相关。

全球突发卫生事件在地方会引起反响，也应该成为行动的号角。这也是哈佛大学开设全新的全球健康研究方向的原因；这也是为什么我们在布莱根妇女医院发起了一个新的"全球健康公平"住院医师培训项目的原因。但在全球公共卫生这个狭小而封闭的世界中，我们目睹了经常伴随资源匮乏出现的巴尔干化①和微小冲突的发生。随着全球不平等加剧，我们这些全球健康专家开始退回到各自的小领地，为一小笔钱而争论不休。在美国，你们应该记得在关于建造新生儿童重症监护病房（NICU）⁵和投资产前护理之间的"大战"，就好像这两件事互斥一样。保罗·怀斯，就是教会我"结果差距"这个词的儿科医生，他以极其的清晰方式展示

① 巴尔干化（balkanization）是一个政治术语，用来描述一个国家或地区的分裂和瓦解，尤其是民族、宗教、文化和政治等因素所引发的长期不和谐和政治动荡。

了这些争论是如何成功转移了人们对于为生活在贫困中的美国人均衡分配"高科技"医疗护理的注意力，而又没能增加他们获得产前护理的机会。[6]

贫困国家的状况更加令人不安。在讨论世界上最贫困的人口时，你会听到我们这类人说："不，我们不能专注于精神疾病，因为那样我们就不会对传染病足够重视了。"又或者："资源匮乏的前提下是无法治疗艾滋病的，因为这样就没钱进行预防了。"我发誓我曾经目睹过有位专家责备另一位专家，因为前者专注于研究由烹饪时的灶火引发的哮喘——而真正的问题其实是烟草。这真是书呆子之战啊！

这些小冲突又是如何在贫困者的生活中发生的呢？

东非小旅行

让我通过最近的一次东非之行来告诉你答

案。为了保护无辜者，我不会提到国家名字，但这次旅行期间我们住在马赛地和维多利亚湖畔附近（这就把范围就缩小到了两个国家）。我当时和"健康伙伴"的负责人一起旅行，该组织致力于解决医疗资源分配不平等的问题。我们一起参观了几个艾滋病项目。马赛地的一个小型项目把预防和治疗结合起来，并为那些从未接受过这类服务的牧民提供基本的医疗卫生服务。我们从内罗毕飞往凯乌鲁山，一个世界上非常美丽的地方。乞力马扎罗山就像一座丰碑一样耸立着，很多大型哺乳动物在点缀着金合欢树的浅绿色草原上奔跑。我们和一名肯尼亚飞行员在一架小飞机上（等一下——我好像不该提到任何国家）。我坐在后座，右边是一堆仿制抗逆转录病毒药物。飞机在草地停机坪上嗡嗡作响，赶走了正忙着在吃草的动物。

说起来有些不好意思，我当时只问了飞行员一个问题。我指着啃着金合欢树的长颈有蹄类动物问道："那些是长颈鹿吗？"飞行员不屑地答:"是的,医生,那些是长颈鹿。"但看着我的眼神好像在说:"不,先生,它们是法国贵宾犬。"我太惊讶了,以至于很快就不再感到尴尬。

第二天,我们拜访了在诊所和家中的患者。如你所知,马赛人往往又高又瘦。我还注意到,有些人少了下面一颗门牙,笑起来有一道黑色的缝隙。我问了一个在这个项目里工作的朋友这是为什么。她说,这颗牙齿是被预防性地拿掉的,这样一旦因破伤风出现"牙关紧闭症"的时候,他们的家人可以喂食牛奶,增加他们活下来的机会。

可能有人会认为,这是针对"当地情况"的一个巧妙甚至了不起的应对方式。当偶尔有住在医院附近的人感染破伤风(仅仅是一阵痉挛就可能导致脊柱骨折)的时候,我们会插入鼻胃管,通过它给病人喂药和食物。我想,牙关留有缝隙多少是一种类似的思路。

这些做法哪怕在 20 世纪真的算得上聪明或

了不起吗？更不用说 21 世纪了。要知道，破伤风疫苗在 19 世纪后期就已经推广了。看着这些可爱的马赛人，我有点想大喊：**"为什么不给他们打疫苗，而要拔掉他们的牙？"** 但由于我们参观的这个项目的工作涵盖了从疫苗接种到艾滋病预防和治疗等方方面面的内容，我只能默默祈祷，并感谢项目成员正在用有效的方式解决"结果差距"问题。

维多利亚湖之行更加令人不安。在那里——艾滋病一开始被发现的那个地方——HIV 携带者在某些社区年轻人中占到 30%。我们看到了很多孩子和老人，但是年轻人不多。看看你们周围的同学：那里缺失的正是和你们年龄一般大的人。消失的一代。想象一下。

我们去那里是为了评估孤儿项目，以及针对艾滋病患者的"家庭护理"项目。但由于家庭护理不包括抗逆转录病毒药物，大多数接受这种护理方式的患者都没能活太久。负责运营这些项目的非洲同事感到非常沮丧。他们说，如果有合适的工具，就能让这套机制发挥作用。

当然，这些是我们在海地的经历。人们经常问我们，为什么海地中部的艾滋孤儿这么少？部分原因是，在那里，艾滋病晚期的年轻妈妈有理由要求获得和波士顿相同标准的护理条件。为什么在维多利亚湖沿岸，抗逆转录病毒药物没能得到更广泛的使用？很明显，受艾滋病影响的**家庭**甚至连仿制抗逆转录病毒药物都买不起，而那些资助过我们拜访的项目的跨国**机构**呢？他们有能力负担艾滋病预防和治疗的费用，却并没有这么做，因为专家告诉他们这样做"不划算"。性价比不高。不可持续。不是公共卫生领域的优先事项。想象一下在维多利亚湖的岸边听到这种说法，那里有很多孩子当家的家庭（child-headed households）、拥挤的孤儿院和无人耕种的田地。但是话说回来，这些主张并不来源于这样的地方，而是在波士顿、日内瓦、华盛顿、伦敦或纽约。无论在海地、非洲或者这附近的某个角落，我还没有遇到过一个穷人会说："医生，别费心了，我认为治疗我不划算。"

　　这让我想到另一个关于艾滋病的故事。去年八月的时候，我在一个会议上表示，艾滋病的预防和治疗可以相互促进。我和一个朋友一起做了这个演讲，他是一位非常了解全球健康体系的非虚构作家。我们都提到了那些借由抗逆转录病毒药物起死回生的人。那天外面很热，就像任何刚刚结束公开演讲的人一样，我们去喝了啤酒。有两位先生走了过来，我们起初以为他们要赞美我们。事实上，其中一个人的开场白的确是"信息量很大，讲得很好"，我们亲切地举起了酒杯。

　　他又继续说道："但是你不担心人口增长问题么？我的意思是说，一旦拯救了这些人的生命，是不是和人口均衡的理念背道而驰？"

　　如今，我已经听到过很多类似的说法——请注意，不是在海地，不是在非洲，而是在世界上一些富裕地区的会议或大学里，所以当时我的反应非常平静。但我的作家朋友感到非常震惊，他的脸突然涨成了紫红色，额头上暴出细小的青筋，脖子变得深红。他是越战老兵，我担心场面会变得尴尬，所以试着去缓和气氛。我一边回答，一边额头开始冒汗："我同样对人口增长问题很关注，我只是想，一定会有比传染病更好的解决方法。"

两位绅士点了点头，笑得很灿烂，然后缓步离开了。差不多又喝了两杯啤酒，我朋友额头上暴出的血管才开始消退，脸色也开始转为正常的粉色。

这两位绅士有他们的道理。他们并不是公共卫生专家，但是他们对世界充满兴趣，并且认为世界上最大的问题正是人口过剩。这种观点很普遍。但我敢打赌，世界上大多数贫困居民依然会认为，资源分配不均才是更严重的问题，而不是人口过剩。

无论哪种观点，如果把人口过剩和不平等搅和在一起，再加上疾病，就会带来一场灾难。

请注意，我不是在说影片《后天》中灾难性的深度冻结。尽管没有什么比影片里美国难民在墨西哥边境被拦下的场景——美国人砍掉了美国一侧的铁丝围栏，试图涉水穿过格兰德河进入墨西哥——更恰当，也更和不平等话题相关了。

新的冰河时代也许有一天会来临，但我们现在已身处麻烦之中。想想暴力、冲突以及它们与日益扩大的收入差距之间的关系。上周，我看到美国现任政府已经在中东战争上花费了1910亿美元。几乎在同样的几年里，我们看到这个国家的医疗保健体系因为新自由主义意识形态而遭到打击：600万低收入老年人失去了获得医疗保险的权利，另有380万美国人失去了他们的医疗保险。本届政府缩减了抗击全球艾滋病的补助金，并开始对如何使用这笔资金施加严格的限制。这些限制，包括对基于以禁欲为基础的艾滋病预防项目的倾向，通常都是出于意识形态和教条的考量，而缺乏证据支撑。

想象一下，如果我们能有一半的战争基金——955 亿美元——用于"大规模拯救武器"。和某些大规模杀伤性武器不同，这些拯救武器确实存在——它们是疫苗、预防和治疗计划，是良好的卫生条件和充足的食物供给。难道你们不认为，比起我们目前采用的很多策略，解决社会底层十亿人口这一社会问题可以更有效地消除恐怖主义吗？

如果我们想让这个世界变得更美好、更安全，在我们的待办事项中，有一件事就是弥合公共卫生与医学之间，以及穷人与富人之间的差距。那么，你们将如何做到这一点呢？

记住约翰·斯诺（John Snow）

让我们回到 19 世纪——令人遗憾的是，当时其实是公共卫生的全盛时期——回忆一下约翰·斯诺。你们已经知道，1854 年，在对伦敦爆发的霍乱进行调查之后，他寻求和当地卫生管理机构开会。这个机构被恰如其分地称为"贫民理事会"。理事会的记录显示，"约翰·斯诺医生恭敬地请求和他们面谈，他获得了见面机会，并递交了一份当时所做的调查报告。于是，理事会下令拆掉了宽街上的水泵把手"。第二天，水泵把手被拿掉了，霍乱平息了。

除了这个著名故事，斯诺还有很多故事。作为一名先驱性的麻醉师和活动家，他在多个层面和社会疾苦作斗争。比如，1855 年 3 月 5 日，斯诺步行前往一个贫困街区，给一位"纤弱的年轻人"施行氯仿麻醉，这样他就可以去拔牙了。然后又前往梅菲尔区，给一个老人施行氯仿麻醉，以摘除腿上的死骨——想象一下在没有麻醉剂的情况下完成这一切，这曾是常规做法。接着，斯诺又渡过泰晤士河，去帮助一位患者取出肾结石。

这只是斯诺一个上午的行程。晚些时候，斯诺在国会上作证。英国是士绅化的开创者，那些城市权贵正试图摆脱他们所谓的"令人反感的行业"。他们说的不是安然或哈里伯顿这类能源公司的前身，而是"会释放恶臭和有毒气体的行业"，比如煮骨匠或是动物脂肪熔炼工。在斯诺的传记里，我们看到，"卫生改革运动是由这样一种医学观点推动的，即有毒气体——无论是从沼泽还是人类住所附近的有机物分解中产生的瘴气——是导致疾病的主要原因，包括 1831 年以来曾经在英国造成数万人死亡的流行性霍乱"[7]。

斯诺认为"瘴气致病理论"是无稽之谈，并向试图取消这些"令人反感的行业"的特别委员会阐述了他的观点。在一本著名的书中，他展示了"两项具有里程碑意义的霍乱流行病学研究，这些研究也令他在 21 世纪声名鹊起：他对伦敦 32 个行政区的不同死亡率进行了分析——它们的供水均来自两家公司从泰晤士河不同流段抽取的水，并发现黄金广场暴发的致命疫情与宽街一个广为使用的水泵被污染有关"[8]。

理事会显然对斯诺不太友好。和康多莉扎·赖斯不同，约翰·斯诺没法提前预习这些问题。他指出："我花了大量精力研究流行病，特别是霍乱，也会关注公共卫生问题；关于所谓的'令人反感的行业'，我得出的结论是，很多行业并没有加剧流行病的传播，事实上它们对公共卫生也没有造成危害。"

随后，本杰明·霍尔爵士对斯诺进行了质询。霍尔充满怀疑地质问："委员会是否可以认为，拿煮骨炉为例，无论它产生的臭气对嗅觉的影响有多大，你也认为它不会以任何方式损害该地区居民的健康，是这样吗？"

斯诺回答道："这是我的看法。"他表示问题的源头在其他地方。

和斯诺同时代的鲁道夫·魏尔肖曾说，"医学作为一门社会科学，一门关于人类的科学，有责任提出……问题和理论化的解决方案；政治家、务实的人类学家，必须找到能真正解决问题的方法"。[9]

你们在这里聚集一堂，参加这场毕业典礼。一些人已经是经验丰富的从业者，一些是科学家，一些可能有一天会成为卫生部长，还有一些人可能刚刚开始自己的职业生涯。但你们所有人都在致力于提出问题和寻找解决方案。我坚信，全球范围内呈现的"结果差距"，才是医学和公共卫生领域所面临的最大问题。

健康和权利

像我们这类专注投身于初级卫生保健，为了稀缺资源、"结果差距"、马赛人牙齿间的缝隙、维多利亚湖畔"缺失的一代"而努力抗争的人，以及对臭气毫不关心的那些著名的已故白人们——这一切有什么共同之处？

首先，它们都涉及权利。你们的毕业证书都附有一份《世界权利宣言》，值得经常拿出来阅读。但遗憾的是，即便是这样崇高的框架，也无法带我们走出一系列泥潭，比如恐怖主义、伊拉克问题、囚犯的正当待遇（无论在我们国家还是在其他国家）、在非洲普及艾滋病治疗的必要性、人们对国民健康保险的需求。对于你们将要在这个广阔世界中进行的公共卫生实践而言，并没有一个单一的指南，因为这是一项如此具有多样性的工作。你们有义务对暴力（包括战争）和公共卫生之间，以及不受约束的财富积累和持续的贫困之间非常现实的不相容性提出尖锐问题。

提出这些问题可能并不会为你带来更多声誉。但如果无视这些问题，那么人人都会知道，你是为了钱才进入公共卫生领域的。

严肃地说，公共卫生领域的从业者被要求站在病人和最容易患病的人这一边。即便是我们这些主要从事临床工作的人，依然被要求解决人类痛苦之源——正如魏尔肖和斯诺所做的。我的朋友指责我滥用贝尔托·布莱希特的诗句，其中一首是《工人对医生说的话》：

当我们来到你面前，

我们的破衣烂衫被扯下，

你审视着我们赤裸的身体。

至于我们的病因，

看一眼我们的破衣烂衫就足够。

同样的原因

败坏了我们的身体与衣物。

你说我们肩上的疼痛来自潮湿，

而同样是它导致了我们居所墙上的污渍。

那么告诉我们：

这潮湿究竟来自哪里？[10]

公共卫生的核心就在于告诉我们湿气从何而来，并找到解决方案。最后，请允许我强调你们在公共卫生实践中必须面对的三个问题。

第一个问题涉及社会公正。我们迫切需要一个新的公平计划。19 世纪的公共卫生倡导者认为，社会公正是他们努力的核心方向。从那时起，科学帮助我们开发了大规模拯救的新武器，但如果要将这些拯救生命的干预措施给到最需要它们的人，我们需要一个公平计划。

第二个问题，我们需要找到医疗和公共卫生"巴尔干化"的替代品。艾滋病只是其他疾病的一个隐喻。在预防和治疗相结合的过程中，我们希望在临床医生、流行病学家、政策制定者、科学家和活动家之间，以及患者和治疗者之间、富人和穷人之间找到共同目标。

第三个问题，获取"稀缺资源"的战争中也充满技巧。这个星球上已经有足够的资源来完成这项工作。这些资源远远少于发动战争所需的资源，而发动战争的理由从来不像拥护它们的人声称的那么好。当你大胆要求获得医疗保健的权利，而不去争论如何去花那一点根本不足以用来完成，或只够完成一半所需要做的工作的钱的时候，你就推动了公共卫生事业的发展。

最后，我想我遵守了之前的承诺，除了简洁这一点。我用了所有必要的术语。我向公共卫生领域的伟人们致敬。我提出了三个要点。我谈论了时事，甚至还涉及敏感话题，但在提到它们时也没忘记努力展现流行文化。我甚至还讲了公共卫生领域的笑话。

但是，如果不想让公共卫生本身成为一个笑话，我们就必须齐心协力制订一项公平计划，这个计划既能与我们的大规模拯救武器相匹配，也能够满足整个世界对它们的巨大需求。

你们这一代肩负着这项任务，在场的所有人都祝愿你们一切顺利，在为时已晚之前重塑这个世界。

祝贺你们，谢谢！

让公共卫生变得重要

约翰斯·霍普金斯大学布隆伯格公共卫生学院，毕业典礼

2006 年 5 月 24 日

首先要说的是大家好！公共卫生领域的勇士们，恭喜你们！

我通常会认真对待毕业演讲，而且会对邀请的机构做些研究。我喜欢在公共卫生领域的毕业典礼上演讲，一部分是因为没有校歌，也没有长曲棍球队。但是在如此多元的听众面前，做一个既愉快又严肃，并且具有深远意义的演讲，还是很有挑战性的。你们的家人和朋友今天也在这里。生物统计学的老师和政策专家也都在。还有来自红州和蓝州的人；穆斯林、基督徒、犹太人；成本效益专家和权利方面的专

家；"左脑人"和"右脑人"；天蝎座和天秤座；素食者和汽车爱好者；医生和流行病学家；金星人和火星人；用苹果电脑和用其他电脑的人，等等。

我后来又了解到，这份工作其实是为了娱乐和指导大家，但重要的是娱乐。我很清楚指导的部分，因此将演讲题目确定为"让公共卫生变得重要"。如果你们能记住这个关于医疗和公共卫生公平计划的主题，即便你不记得我的名字、头衔，或者穿了什么颜色的长袍，我依然会感到非常荣幸。这些长袍看起来挺滑稽的，这里一半的人看上去就像是要从霍格沃茨特快列车①上下车。

因此，有过几年在巴尔的摩的经历，你们可以感受到与生俱来的幽默。你们懂的，地方特色。但当我思考这个问题时，我发现我对这

①　出现在《哈利·波特》系列小说中一辆虚构的魔法列车，在伦敦与霍格沃茨之间运行。始发站是伦敦的国王十字车站的9¾站台。

个城市了解得还远远不够。在更多地谈论巴尔的摩之前，让我来给你们讲个穿过中西部的公路旅行的小故事。它很有启发，也反映出一些关键主题，并且很大程度上会因为简洁而让人愉悦——正如演讲者很快就会了解到，这才是成功的关键。

***

故事是这样的：我的一个亲戚生病了。他出现了精神崩溃，被送往离市区不远的一家私立医院。他非常"焦虑不安"（wigged out，引用《精神疾病诊断与统计手册》第 7R 卷中的术语）。看上去他不太可能飞回波士顿，因此我决定飞过去，租辆车带他回来。当时还有一些（医疗）保险问题——比如，他没有保险。但时间紧迫。并不是说私立医院要把他赶出去，而是计价器在飞跑。我们希望让他回到波士顿，去看他之前看的医生。

我和住在堪萨斯城的妹妹商量，决定由我先飞到堪萨斯城，然后开车去圣路易斯，接上这个亲戚，再开车送他回波士顿。一段公路旅行。

我的姐妹们通常都很有趣，但是这位——兄弟姐妹中排行第五——特别离谱。她决定由她来租车。说起来有些不好意思，在石油战争期间，我妹妹决定租一辆宽敞的（高油耗）车开回波士顿。她走出租车行，晃动着手上一把闪亮的白色凯迪拉克的钥匙。"升级了。"她说。

车内仪表板上写着"配备安吉星"[①]。

我根本不知道安吉星是什么，而且还面临很多其他干扰——要签字的文件、要付的账单。我还记得穿越过令人失望的小密西西比河去寻找拱门。我们向东行驶，这个"大盒子"让我们在每一公里的行进中都更加依赖中东石油。

[①] 安吉星（On Star）是安吉星信息服务有限公司的简称，通过全球定位系统和无线通信技术为通用汽车车主提供汽车安全信息服务。——编注

妹妹控制着方向盘，病人安全地坐在后面。

一切都很好，直到我妹妹开始摆弄后视镜。她一定是不小心动了某个按钮，一个悦耳的男声突然在车里响起："我是安吉星的格雷格，您是否遇到了路边紧急情况？"

这令我大吃一惊，但幸运的是，我们的病人已经服过药了。老天爷创造曲唑酮是有原因的。

一个意味深长的停顿。我妹妹终于问了："老天爷，是你吗？"

"不，我是安吉星的格雷格。我能为您做什么吗？"

"你好格雷格，"我妹妹用她接线员一般的声音说，"我们并不想打扰你。我只是试图调整后视镜，不小心碰到了按钮。"

"没关系，女士，"格雷格回答，声音依然嘹亮，"有什么可以为您效劳的吗？"

大多数人会就这样结束了，但我妹妹不会。

"好吧，格雷格，你现在究竟在哪儿？穿着

什么样的衣服？”

“女士，我们无权回答这个问题，但如果你遇到麻烦，我们会准确知道你的位置。”

我的妹妹说：“什么？这是你们的某种新型窃听手段吗？你窃听了我的车吗？我以为我已经对这辆车进行了反窃听扫描。”

格雷格（真诚地说）：“不是的，女士。这是车里的 GPS 装置。我们是为您提供服务的。”

妹妹：“你们提供全方位的服务吗？有没有世界范围内通用的全民医保？这正是我们今天所需要的，如果你真帮得上忙的话。”

我知道我妹妹会一直这样说下去，于是我行使了哥哥的权威，寻找能让格雷格消失的按钮。但我什么都没找到，我感谢了他，让他知道有他陪伴很好，不过我们现在不需要了。谢谢，再见。

即使在他下线之后，我们还会觉得他一直在监听。如今你应该能体会这种感受。但这并没能让我妹妹停下来。她还在继续发挥她的幽默感。她说:"安吉星。当你遇到任何类型危机的时候,你只需要按下安吉星的按钮就可以,这种感觉不是很棒吗?"在接下来的几个州,至少在到达尼亚加拉大瀑布之前,我们已经幻想了无数次获救的场景。四千万没有医疗保险的人?按下安吉星按钮。减少对公共卫生的投入?按下安吉星。等等,没有艾滋病、肺结核和疟疾这当今世界三大传染性杀手的疫苗?按下安吉星。糟糕——我们处在战争中。按下安吉星。又或是达尔富尔种族灭绝?飓风季又要来了?

明白了。遇到问题就按下神奇按钮。但尽管今天这里到处都是霍格沃茨长袍,却没有魔杖可以挥动。让医学和公共卫生对每个人都很重要,需要当今所有毕业生的共同努力。

好吧,我可能过度渲染了这个故事。但关于医院的部分是真实的。关于租一辆大的白色凯迪拉克,以及安吉星的格雷格的部分也是真的。事实上,他可能现在还在听,尤其如果你们是沃莱詹①用户的话。

那么这个故事和医疗公平有什么关系呢?首先就是缺乏医疗保险的问题。我的一个好朋友,霍华德·希亚特,写过一本关于美国医疗保健体系的书——《医疗救生艇》(*Medical Lifeboat*)。作为美国医学界的领导者之一,他担心医保体系中存在漏洞。1989年,这本书的平装版出版的时候,希亚特表示他希望书名"足够危言耸听,因为问题的确已经够严重了"。

我和霍华德·希亚特一起工作,我可以告诉你,直到今天,他都致力于让医学变得足够重要。这是他在大约20年前写下的关于美国医疗保健系统的文章:

事情需要变得多糟,我们才可以认真对待它?"救生艇?"除非船只失事或沉没,否则乘客不需要"搭上救生艇"。美国的健康之船还没

① Verizon,美国最大的无线电信服务提供商之一,其无线网络覆盖整个美国境内。

有触礁，至少对大多数美国人而言还没有，但它正朝向那个方向驶去，而且就在过去一年里，速度在加快。[11]

希亚特写下这本书的几十年来，这艘船从很多方面来说都在加速前行。

***

现在，我希望我已经做到足够吸引你来关注正题了。当下，我们如何让医学和公共卫生变得重要？你也许猜到我会讲一下我们在海地或卢旺达的工作，我会的。但即便在这个美丽的国家，我们都有很多问题要解决，今天即将毕业的你们也清楚这一点。情况真的比霍华德·希亚特二十多年前描述得更糟吗？好吧，我不想在今天这个值得庆祝的日子里泼冷水，但确实，我们的支出在进一步增加，不仅仅是因为人口老龄化。医疗成本在过去几十年内翻了一番，但是我们的健康指数并没有提升，有些甚至变得更糟。本周，救助儿童会①公布，在世界卫生组织调查的 33 个工业化国家中，美国的婴儿死亡率位居第二。[12]

两周前的 5 月 5 日，经济学家保罗·克鲁格曼在《纽约时报》上发问："做一个美国人对你的健康有害吗？"他认为，这正是刚刚发表在《美国医学会杂志》上的一项研究的言下之意。在回顾了更广为人知的事实——包括在医疗保健上我们比其他发达国家支出更多，但健康指数却比加拿大、多数欧洲国家和日本要差的事实——之后，他花了更多篇幅讨论"美国和英国的疾病和劣势"。克鲁格曼继续回顾：

　　该研究中，作者比较了 55 岁至 64 岁的美国人中糖尿病和高血压等疾病的发病率和英国

---

　　① Save the Children，一个国际非营利组织，成立超过 100 年，一直致力于为儿童建立一个能享有生存、保护、发展和参与权的世界。

同类人群中相同疾病的发病率。将我们和英国人进行比较，并不是为了突出美国的问题：英国人均医疗保健支出只有美国的 40%，其医疗保健系统也被认为不如邻国，特别是法国。更重要的是，英国并不以健康饮食和健康的生活方式出名。

（顺便说一句，英国也不以牙科护理著称。）

尽管如此，该研究得出的结论是"美国人比英国人更容易患病"。比如，中年美国人患糖尿病的可能性是英国中年人的两倍。这本身就是个惊人的发现。

更令人吃惊的是，无论你的种族和社会阶层如何，身为美国人似乎都会损害你的健康……美国人病得如此之重，以至于最富裕的三分之一的美国人的健康状况，比英国最贫困的三分之一的人的健康状况还糟糕。[13]

2006 年 5 月的时候来看这些内容相当惊人。我明白，获得医疗保健并不总是健康的主要决定因素，但获得医疗保健一直都很重要。而如何提升获得我们服务的机会，某种程度上也是你们的职责，不是吗？

当我们坚持平等地获得医疗保健时，会发生什么？让我们来看看巴尔的摩的艾滋病治疗情况。尽管艾滋病治疗结果的差异性在抗逆转录病毒疗法时代尤为明显，但即便在有效治疗问世之前也是如此。先不去考虑疾病分布，有些人可能认为，一旦感染发生，一种无法治愈的疾病将在所有患者身上出现相同病程。但是针对导致艾滋病患者死亡的主要机会性感染的诊断和治疗，在特定的抗逆转录病毒疗法和血清学试验问世之前就已经开始了。在美国，排在首位的机会性感染是卡氏肺孢子虫肺炎，而延误诊断和治疗对很多人来说是致命的；同样，控制这种和其他机会性感染所需的终生抑制疗法一旦中断，也将是致命的。在 20 世纪 90 年代初期的巴尔的摩，或许能够看到种族和及时接受治疗之间的相关性：感染 HIV 的患者在首次转诊时，不考虑就诊时所处疾病阶段，黑人接受抗逆转录病毒治疗或卡氏肺孢子虫肺炎预防（PCP）的概率明显低于白人。[14] 而在世界上大多数贫穷国家，由于更致命的结核病是引起机会性感染的主要原因，患者从感染艾滋病到死亡的时间线会进一步缩短。[15] 艾滋病的"自然史"是一个幻觉。

　　这一点清晰地体现在巴尔的摩的研究人员和临床医生的研究中，他们描述了没有保险的非裔美国人的"超额死亡率"。虽然我们现在讨论的那些研究中没有用到这类术语，但或许可以说，"超额死亡率"就是种族主义或其他"结构性暴力"的一种体现。还有什么可以解释临床结果中的种族差异呢？无论使用什么术语，试图了解美国艾滋病流行的流行病学家中很少有人能忽视影响疾病分布和结果的社会决定因素。尽管听起来很荒谬，但有人甚至主张存在固有的"种族因素"在很大程度上影响着不良结果。

　　就流行病学而言，标准"危险因素"没有将种族主义和贫困纳入考虑之中，因此并没能带来多大进展。但在记录了生存率方面的种族差异后，巴尔的摩的临床医生和研究者提出了一个问题，如果种族和保险状况不再决定哪些人——甚至在常规的三合一抗逆转录病毒疗法之前——能够得到治疗，会发生什么？他们没有按下安吉星；他们试图消除影响治疗的阻力。

　　除了试图消除显而易见的经济阻力，他们还考虑到了运输成本和其他激励机制，以及从药物成瘾到严重精神疾病等一系列并发症。社区护理得到进一步提升和改进，让艾滋病治疗对患者而言更加便利，而且更能够被社会广泛接受。目的在于确保医疗系统或周边社区中，任何事情都不会阻碍贫困者或其他边缘人群患者接受基本的治疗。

　　短短几年后，这些措施取得的成果令人瞩目：在研究人群中，与种族、性别、注射吸毒和社会经济地位相关的结果差异几乎消失了。[16]

换句话说，这些项目的改进可能并不能解决全民医疗保险资源的匮乏，也不能解决种族主义和城市贫困这样更深远的问题，但它们的确减少了社会不平等，如艾滋病导致的过早死亡。

巴尔的摩的经验会对美国艾滋病流行的未来进程产生影响。它会对所有关切美国贫困和不平等现象的人都产生影响。正如我们所见，在一个富裕国家，由市场来决定谁可以获得什么样的医疗资源已经够糟糕的了，而在我和我的同事工作的地方，这种做法是毁灭性的。

如果你不太能想象这一切，让我给你举一个形象的例子。3 月的时候，我在卢旺达。克林顿基金会和卢旺达卫生部希望"健康伙伴"在当地做三件事：帮助重建公共卫生部门、启动综合性艾滋病预防和治疗项目，以及培训卢旺达人做类似于我们在海地所做的工作。就在一年前，我们去了那个即将成为我们新家的地方：卢旺达的鲁文卡瓦维。我们在那里发现了一个1994 年战争和大屠杀之后被废弃的医院。在 40

万人口聚集的两个县里，没有一个医生。一个
都没有。

我们有自己的工作要做，但我们知道自己
在做什么——即便没有那个神奇的安吉星按钮。
这里的"我们"包括一些海地同事、一些"健
康伙伴"的医生，以及我们招募和培训的大量
卢旺达人。长话短说，它奏效了：不到八个月，
我们重新开放了医院和附近的诊所，接收了超
过 1000 名接受艾滋病治疗的患者，并且培训了
300 名卢旺达人来从事这项工作。

我刚才保证过，这是个关于获得医疗保健
权利必要性的形象例子。3 月 22 日，星期三，
我正在听晨间病例讨论会，这是一个让资深医
生听其他医务人员希望讲述的病例的场合。那
天早上，我听到了我们行话中被称为"受压的
脓肿"①的情况。我们查看了几个病例，然后去
病房看望患者。儿科病房的一个小男孩已经连

---

① pus under pressure，医学术语，指由于感染引起的体内脓液
积聚，并由于压力而导致疼痛或不适的情况。

续几天服用了抗生素，但是依然发烧，而且很虚弱，因为他的左大腿上有大约一升的脓液。

在这种情况下，确实有个能够按下的安吉星按钮，也就是手术刀——如果想治愈深部感染，就必须排出脓液。你们可能听出了其中的隐喻，而隐喻就是毕业演讲中的"必要之恶"。

我知道这听上去可能过于戏剧性，但我确实在上午 10 点之前看到了下面这些病人：十几名患有艾滋病、肺结核或疟疾的年轻人或儿童；一个被眼镜蛇咬伤的年轻人（我们给他用了从南非订购的抗蛇毒血清，当然，是免费的）；还有两个在外面放牛的男孩，他们从来没上过学，其中一个是孤儿——不幸把地雷误认为是某种玩具。

每个人都幸运地活下来了。但这些情况都非常危急，需要的远不止手术刀和一些抗生素。当你很贫穷又被眼镜蛇咬伤了，你会怎么做？当你很贫穷，还不小心捡起了地雷的时候要怎么办？这里没有什么安吉星按钮可以按。我们如何让医疗和公共卫生在卢旺达的农村真正产生影响？不是将它们作为商品出售。我们能够在卢旺达农村使用现代医学的唯一方法，就是让任何需要的人能够获得它们，而不是仅仅提供给那些有能力支付的少数人。

我们可以随心所欲地按下安吉星按钮，但是格雷格并不能帮助我们解决目前的健康困境。我们的困境——你们的困境——和医学未来的研究成果无关。我们不知道医学将走向何方，但就目前的医学发现而言，它正走在正确的轨道上。我们中的临床医生们需要依靠基础科学研究来进行新的诊断和治疗。而医学这个年轻的科学门类正在迅速发展，而且在加速发展。但在这方面我们也需要一个公平计划：那些基础科学的成果，即便可以带来疫苗或更好的艾滋病治疗药物，但如果我们没有好的分配机制，对贫困的患者来说也毫无意义。即便在我们这样的富裕国家也同样如此。恐怕我们捡到的是一枚延迟爆炸的地雷，或者让这个隐喻再深入一点，我们的体系内有一些脓液正在积压，需要我们在得坏疽之前将其排出。

这是现代公共卫生实践的首要任务。我们有合适的工具吗？可以开发这样的工具吗？

***

最后，让我以肯定的回答结束这次演讲，并向我的一位朋友和导师，李钟郁博士，致以简短的敬意。李博士长期担任世界卫生组织总干事，直到上周末突然离世。2001 年夏天，当李博士开始领导世卫组织结核病项目时，他鼓励我在倡导加大公共卫生投入上承担更大责任。当他听说我要向国会陈述需要增加更多基础科研投入来用于研发艾滋病、肺结核和疟疾疫苗时，他给了我一本书，理查德·罗兹（Richard Rhodes）的《原子弹的制造》，然后简单地说了一句，"读下关于铜短缺的那部分"。

我找到了相关段落。曼哈顿计划的负责人

之一，准将莱斯利·理查德·格罗夫斯写道，他的前任肯尼斯·尼科尔斯上校因为"一个严重的供给问题"而受到处罚。书里是这么写的：

美国极度缺乏铜这一缠绕在电磁铁线圈上的最常见的金属。为了弥补铜的短缺，财政部提出用银来替代铜，曼哈顿测试了这项提议，尼科尔斯和财政部副部长丹尼尔·贝尔就贷款进行了谈判。"谈判中的某个时刻，"格罗夫斯写道，"尼科尔斯……说他们需要5000到1万吨白银。"得到的回答冷冰冰的："上校，在财政部，我们提到白银不论'吨'，我们用的单位是金衡盎司。"最终，3.95亿金衡盎司（相当于13540吨）的白银在西点军校被铸成了圆柱形的坯料……这些白银价值超过3亿美元。[17]

2001年9月11日之后不久，我向国会做了陈述。希望我当时的提法没有不妥，因为我请求的是用于**大规模拯救的新工具**，而不是大规模杀伤性武器。但请想象一下，如果将针对大规模杀伤性武器的决心和技术先进性短时间内转化为促进全球健康公平所带来的结果，它可能是一个致力于解决贫困人口疾病问题的"曼哈顿计划"。

　　亲爱的毕业生，这就是你们即将投身的事业。这是一场对抗主要传染病杀手的战争，同样也是对抗贫困和社会不公的战争，这些问题在我们国家已经够糟糕了。关于解决社会问题的方法，人们一直争论不休。但是我们知道如何预防或治疗每天夺去数以万计生命的疾病。因此，让我们继续增加对基础科学、临床研究和新药研发的投入，同时把这些研究成果有效地分配给所有受疾病困扰的人。让我们共同促使公共卫生真正发挥影响，充分释放我们的力量：跨越国家、种族和语言的边界，和那些承受着贫困和苦难的人一起努力。由此，我们就能够有力地对抗贫困和社会不平等，这两者往往是现代世界中不满情绪的根源。

这就是我想对 2006 届毕业生说的话。走出去，穿越这个国家，去往世界的各个角落，让公共卫生变得真正重要起来。要做到这一点，最重要的方法是想想那些今天没能得到现代医学和公共卫生服务的人。他们人数很多，即便在我们国家也是如此。安吉星的格雷格无法解决这样的问题，你们需要自己去解决。但好消息是，你们有这么多工具可以使用，而且如果下定决心的话，我们还可以开发更多的工具。

祝贺你们。我们战壕里见。

非自然灾害和医疗保健权利

杜兰大学医学院，毕业典礼

2008 年 5 月 17 日

很高兴回到这座伟大的城市。我特别感恩的是，我以前的老师现在就是你们的院长 [18]。这意味着我只要做好这个毕业演讲，就可以吃上两顿美食。

祝贺你们，2008 届毕业生，欢迎来到这个了不起的、充满希望的、令人兴奋的医学世界。你们正处在一个美妙而又充满挑战的时刻，名字中从此多了一个"医学博士"的头衔。由于你们是杜兰医学院 2008 届学员，你们还拥有了另一种丰富经历——当卡特里娜飓风来袭的时候，你们刚刚开始在医学院第二年的课程学习。

关于这个话题究竟要谈些什么，我一直都

很纠结。

两天前，当离开波士顿前往新奥尔良的时候，我正在出租车上唠唠叨叨地打电话。我正在和一个人讨论，今天在这里究竟讲点什么最好。司机里克是我的一个好朋友，当他帮我把行李从车上拿下来的时候，主动提了以下建议。这是他的原话："如果你真想让演讲更与众不同，根本就不要提卡特里娜飓风。"

这让我很困扰，因为我尊重里克，并且已经写下了很多我的观点，其中包括关于现代医学的一系列反思，而这些反思以一则关于卡特里娜飓风的故事引出。每个人都有自己的卡特里娜飓风故事，我也有我的。但大家真的关心它吗？对于杜兰医学院来说，这个话题足够有分量吗？一路上，从波士顿经纽瓦克到新奥尔良，我一直在思考里克的提议。我知道他说得有道理。有什么比让一位哈佛教授来阐述关于卡特里娜飓风的各种理论和观点更令人厌倦的呢？尽管我以为我有一个特殊的优势——上次来杜兰大学是在 2005 年 8 月底，当时遇到许多 2008 届的学生，他们曾在这里听了我的演讲——但我还是不太确定。

所以，我寻求了更多建议，同样是向一个非常好的开车送我的人。昨天，卡蒙德带我去医学院和一些对全球健康感兴趣的教职员工和学生见面。与里克这个纯正的波士顿人不同，卡蒙德是地道的新奥尔良人，在当地出生和长大。我征求他对我演讲内容的建议，在我简要地告诉他我的卡特里娜飓风故事后，他欣然表示："你应该对此讲点什么。没什么不合适。告诉这些孩子，如果他们能在卡特里娜飓风中幸存下来，他们就可以应对作为医生可能遇到的任何事情。"

谢谢你，卡蒙德，让我们开始吧。

***

在将近两个世纪中，无论按照哪种版本的

说法，这所医学院都只关闭过两次：分别是在内战期间和 2005 年。令人惊讶的是，卡特里娜飓风和战争有一些共同之处：两者都不是"自然灾害"。不完全是。像很多你们将会诊断和治疗的疾病一样，它们都是人为灾难。有些人会说它们是"人造的"（human-made）而不是"人为的"（man-made），但在这一点上，战争以及对飓风和洪水的无力应对，无论是在这里还是在缅甸，都主要是人为的。

25 年来，我一直在哈佛和海地之间往返，今晚将前往波士顿，然后再返回海地。但在 2005 年的夏天，我有幸可以尝试将我们在海地的经验带到卢旺达。卢旺达从另一场人为灾难——1994 年的种族灭绝——中取得了显著进步。从卢旺达到新奥尔良的距离太远了，我的一些同事觉得两天的路程太长了。但由于我答应了要去路易斯安那州立大学和杜兰大学，我要履行承诺。我记忆中的行程大致是这样的：坐飞机从卢旺达首都基加利到内罗毕，再飞到华盛顿特区、辛辛那提、巴吞鲁日，然后坐车去新奥尔良。开车的是一位土生土长的路易斯安那州的朋友。当我们开车经过镇上的一些泵站时，他说了我永远不会忘记的话："这些东西就是笑话。它们都不能用。有一天，这一切都会被淹没。"

机缘巧合，在这个城市和整个国家即将遭遇历史上的可怕时刻之前，我来到了杜兰。2005 年 8 月 22 日，在医疗中心发表演讲并过夜之后，我登上了飞往卢旺达的飞机。到达医院那天，卡特里娜飓风正在巴哈马海岸外形成。我尚未从时差中倒过来，卡特里娜飓风已经在我的家乡佛罗里达州和墨西哥湾沿岸释放了她的威力。

想想我是如何关注到这一切发生的：在卢旺达农村，没有电视信号。但是我们已经安上了互联网，并且在几个月的时间里，数十名卢旺达人接受了培训，学会了如何使用计算机。他们中的大多数人从未碰过笔记本电脑，更不

用说使用过了。但到了 2005 年 9 月，他们已经
成为这一技术的狂热用户，网络为他们带来了
新闻和图像，就好像他们在亚特兰大观看美国
有线电视新闻网（CNN）一样。

因此，我在很大程度上是通过卢旺达当地
人了解到卡特里娜飓风的。日复一日，来自新
奥尔良的一幕幕场景让我心痛，也让我的卢旺
达同事感到震惊。"我不敢相信美国会变成这个
样子"，这是那一周里我听到的最多感慨之一。
我有几个朋友在这里做医生，包括我最亲密的
朋友之一，她在整个危机期间一直为慈善捐赠
而努力。当我们的一个共同朋友催促我让这位
医生朋友尽快离开时，我答复说，直到所有病
人都被安排妥当之前，她可能不想离开。

简而言之，这就是我的卡特里娜飓风故事：
我在非洲的中心看着这个故事展开，担心着刚
刚分开的亲密的朋友们。但卡特里娜飓风真正
的破坏力，比起传统的气象指标（某个具体类
别）所揭示的，更多体现在不能满足一些特定

人群——病人、穷人、体弱、饥饿和无家可归的人——的基本要求。

***

杜兰大学 2008 届的毕业生们，你们一定经历过困难时期，但那些时光也一定会给你们带来启发。你们肯定比我更清楚，无论你即将从事麻醉科、内科、外科、基础科学研究、家庭医学、儿科还是精神病学，你们都可以从以往的经历中学到重要一课。

如何用一句话将这一课表达清晰？我试着这样表达：无论你选择从事医学的哪个领域，你都有责任**考虑所有本应受益于我们的职业的**人。卡特里娜飓风摧毁了许多东西，但它也暴露出我们的医疗安全体系的重大缺陷。它提醒我们，这个世界上并不是所有东西都应作为商品被买卖，有些产品应该是人的基本权利。

简而言之，这就是你们这一代人的努力方

向。我们如何为高质量医疗保健的权利而战，并把它作为每个人应有的**权利**？

要实现这一点，我们需要修复我们的生物医学文化。在这种文化中，存在着相互对立和彼此矛盾的观念。在我接受培训的哈佛大学医院里，存在着某种男子气概——"你理所应当就该是强硬的"。一个"强大的实习生"会很少给他或她的队友留下任务，即便病人需要更多的关注。在急诊室里，"上墙"是指能够减少患者人数的那类人——在这种男子气概的观点中，这类行为会受到赞赏——而"筛子"则是指实际上接收了病人的人，他们往往被视为是软弱的。

这种现象会带来什么问题？

我们国家的大多数教学医院——以我的经验来看，它们无疑是世界上最好的医院——几乎都没有关注过社区卫生中心。住院医师家访也是闻所未闻的。因此，虽然我们拥有这些卓越的"岛屿"，但周边社区在慢性病护理上做得

并不好。我相信这就是你们在新奥尔良所说的
"拒绝之岛"（isles of denial）。

自卡特里娜飓风发生以来，我们已经做了
很多事情来加强这所美国最古老的医学院和周
边社区之间的联结。而你们，亲爱的 2008 届毕
业生，可以成为连接教学医院这个封闭世界和
同样需要你们关注的外部现实世界之间的活生
生的纽带。

作为医学院的学生，我和几个朋友创办了
一个名为"健康伙伴"的组织。如今已经过去
了 20 多年，我们的工作覆盖了十个国家，拥有
数千名员工，其中大多数是社区卫生工作者。
在每个项目中，我们会要求医生和护士进行家
访。这并不是因为社区卫生工作者不能单独完
成这些工作，而是因为我们需要在我们的医疗
保健机构和我们所服务的社区之间建立起**实际
的联系**。我们把这一模式从海地引入到了波士
顿的几个贫困社区，这些社区离我任教的哈佛
教学医院只有几公里。在普及社区卫生工作者

和家访的重要性时，我提出我们所做的一切只是为了将哈佛的医疗护理水平提高到海地的水平，这也让我陷入了一些麻烦。

***

请允许我给你们一些更加个人化的建议。你们中的大多数人明年将开始实习，还有一些人会去做研究，或者像我一样，离开大学医疗中心一年后再回来接受培训。但两种体验是一样的：前一分钟你是一名医学院学生，下一分钟你的名字后面就带有"医学博士"，你肩负起了真正的责任，而且通常是生死攸关的责任。

正是在这些年里，你们的技能会得到提升，同时也会了解到团队合作的重要性。在实习和做住院医生期间，那种医生独自为患者服务的浪漫想象也将不复存在。你们不仅要学会培养与患者及其家人的关系，还要学会培养与护士的关系——尝试在没有他们的情况下更改病房通风设置，看看会发生什么！当然，还要培养与社工、药剂师，以及医院保洁员的关系。

最后要讲一点：不要害怕成为真正的护理者。护理会驱动你面对真正意义上的同理心问题。同理心的意思是"一起受苦"。不要害怕和你的病人一起体会痛苦。无论你们是病理科住院医师还是内科和儿科住院医师，都不要听信那些告诉你们要保持距离的说法。认真对待每一个走进来的人，并保持你们的门是打开的。

在我看来，你们这届毕业生是美国医学史上最重要的毕业班之一。不管你们最初出于什么原因来到这里，但在第二年，你们都不得不面对卡特里娜飓风袭击这个残酷的现实——这也是体现我们国家中种族和阶层差异的现实。

你们是医学的未来。我们中的许多人都期待，你们能将精英化的培训和当今世界上数百万人，不，**数十亿人**的需求联系起来。当我们谈到全球健康时，我们希望以一种包容的方式去谈论。是的，海地和卢旺达是这个网络的一部分。但是路易斯安那州不也同样在地球上吗？上九区不也在地球上吗？无论你们走到哪里，请记得你们生活在同一个地球，要在改变现代医学方面发挥引领作用。

2008 届毕业生，感谢你们让我在 2005 年来到这里，感谢你们今天让我重新回到这里。

祝贺你们，亲爱的医生们。

探索相邻的可能

乔治城大学，毕业典礼

2011 年 5 月 21 日

你们好，Hoyas！我也不确定"Hoya"这个词是什么意思，但看着台下的人群，我知道这里正在迎来丰收与硕果。[19]

"提供有用的建议"比我上次戴着学位帽（一种起源和"Hoya"这个词的来历一样模糊的帽子）时所理解的要困难得多。之所以困难，不仅是因为面对大量不同背景的学生、家长和教职员工演讲的焦虑，还因为毕业典礼就意味着结束。是时候该做回顾，并且把经验提炼为简洁、有价值的内容了。而任何在医学院教书的人都会很快意识到，学生们要找的其实是一些"关键信息"，而且首选数量是三个。因此，下面就是我给你们的三个关键信息。

***

第一，尽量不要忘记我们周围更为广阔的社会世界，以及它赖以建立的过去。所谓的"社会世界"，并非指物质世界之外的一切，而是这个世界的本来面目，我们所有人——包括我们的问题、我们的胜利、我们的社会网络——都在其中。这其实并不容易，因为你的生活总会变得很快——从刚刚完成通识教育，到进入特定的工作岗位、研究生学习和家庭中。毕业后，世界往往会变小，视角也会受限，因为要承担起更具体的责任。

以任何一门基础科学为例。如今的发展速度如此之快，以至于即便是最深奥和最专业的科学分支领域，也需要通过多种视角和对细节的严密观察来予以阐释，并将后者与根植于我所说的"不要遗忘"① 这一长远视角联系起来。

有人借用物理学的隐喻，称这种思考方式为"分形"。我查阅了韦氏词典对"分形"的定义："任何极其不规则的曲线或形状，当放大或缩小到同样大小时，任何适当选择的部分都与给定的较大或较小部分在形状上相似。"换句话说，事物从一个视角看起来截然不同，但从另一个视角、另一个尺度来看却大体相同。

每当不同部分加起来似乎不构成同一整体时，就会显得有点神秘。如果这在物理学中是正确的，想象一下，在如此不规则、碎片化和不平等的社会世界中，这是多么真实。老派的陈词滥调是"思考全球化，行动地方化"。但我们需要"分形思考"，同时在多个维度上思考，以便解决当今最棘手的问题，并在所有领域中有所创新。以金融危机为例，它已经改变了你

---

① "Not forgetting"，法默使用这个概念，主要是为了强调在医疗实践和全球健康工作中，始终保持对那些被社会边缘化和忽视群体的关注和记忆。他认为，遗忘是全球健康不平等的根源之一。

们这代人的未来——不需要经济学学位就可以理解，某种简化主义、量化驱动的思维方式，最终让交易估值过高的证券化债务产品成为可能，让不计后果的杠杆成为常态。每个领域都容易受到这种简化论的影响——戴上遮蔽某些政策和实践的前因后果的"眼罩"。在个人或公司层面有利可图的事情，在整个社会经济层面也会有利可图——一个分形思考者在做出这个假设之前会停下来思考。

分形思考听起来似乎很容易，但要跳出知识舒适区——那些大脑里每日所想之事，容易主导每日所做之事——来提醒我们从哪里来、要去哪里，并不容易。但如果你想在这个拥挤且不平等的星球上茁壮成长，创新是必不可少的。创新需要这种分形思维，以及不要忘记联系。

这也需要了解一些关于我们的星球和物种如何演变至今的知识——需要回顾历史。如果说人类有一种奇妙的记忆能力，那么我们同样有一种令人不安的遗忘能力。请允许我以过去一年我在"健康伙伴"和哈佛参与的一些具体工作为例。三周前我在海地，我知道那片土地上有许多伤痕——有些是最近发生的，来自去年的地震和持续流行的霍乱，但更多伤痕深深植根于海地自身的困境，有的甚至是它的光辉历史带来的。这次的地震摧毁了海地大部分城市的基础设施，造成了约五分之一的公职人员死亡，而显然所有的救济和重建计划都需要基于对这个地方的深入了解。但对很多前来帮忙的人而言，历史从他们走下飞机的那一刻才开始。不太了解实际情况的善意人士——即使他们试图更多地了解海地及其人民——都在尽力援助，以减轻受难者的痛苦，这未必是坏事。但还是有很多人对混乱和医疗设施和用品的匮乏感到沮丧，并在适当情况下尽快离开。当然，我们所有人——尤其是海地人——都对如此大规模的人道主义响应无法挽救更多生命、无法为幸存者提供住所和食物而感到非常沮丧。

　　面对这样的巨大灾难，分形思维能带来什么新的价值？它可以揭示，地震不仅是一场"自然"灾难，而且是一场具有社会根源的社会灾难。毕竟，几十年的劣质建筑和建筑规范的缺失，使得海地首都在面对"自然"灾害时无比脆弱。卡特里娜飓风也揭示了美国存在类似的社会裂痕——湿地退化加剧了飓风的破坏性；贫穷的有色人种社区因其住所的糟糕条件以及无法在暴风雨来临前离开，承受了最严重的破坏和痛苦；重建的进度也不均衡。而日本的核危机，再次令人不安地证实了"自然"灾害的社会印迹。

　　借由分形思考和回顾历史，我们能够在积累的知识和经验的基础上构建并发现理论生物学家斯图尔特·考夫曼所提出的"相邻可能"（the adjacent possible）。史蒂文·约翰逊在他最近出版的一本关于"好的创意从何而来"的书中反思了这一概念：

关于"相邻可能"的奇怪而美妙的事实是，当你探索边界时，边界也会延展。每个新组合都会将更多新组引入"相邻可能"之中。把它想象成一座房子，它会随着你打开的每一扇门而神奇地扩展。最初这个房子只有四扇门，每扇门都通向一个你从未去过的新房间。这四个房间就是"相邻可能"。但一旦你打开其中一扇门并走入那个房间，就会出现三扇新门，每扇门都通向一个你从最初起点无法到达的新房间。不断打开大门，最终你会建成一座宫殿。[20]

稍后再谈关于宫殿的问题。然而，站在这里，这样一个正在庆祝第 222 届毕业典礼的机构里，不禁让人对创新的速度和它塑造我们世界的方式——无论好坏，但我相信总体是好的——感到敬畏。有一点是确定的：通信技术和社交媒体为辨别我们之间以及前人之间的联系开辟了许多全新的途径；它们让"分形思考"更容易实现。

你正在步入一个与我 1982 年大学毕业时所面对的截然不同的世界。即便如此，"相邻可能"仍然让我印象深刻。我很幸运，一路上能够看到许多扇门，并有机会打开其中几扇，从一个研究实验室的大门，通往医学人类学课程的大门，并把我带到了通往海地的大门，这让我重新回到显微镜下，回到医学分支之一的社会医学，并深度运用分形的思维看世界——因为世界在不同尺度间移动，例如细胞、组织、器官、患者、家庭、社会和地球。

我在海地度过了大学毕业后的一年。正是那一年让我着迷于分形思考，因为它强调世界内部的联系，而不是分裂。我看到农民卖不掉自己的产品，因为来自国外资助的"援助食物"更便宜；当地渔民在枯竭的海洋中进行拖网捕捞，因为滥砍滥伐已经导致了珊瑚礁中的淤积；狂热的民主热潮被外国支持的政变和禁运打断；外来病原体在没有相应疗法的情况下被不断被引入。一切似乎都是相互联系的。在哈佛医学院宿舍天花板上的铭文中，我们所有人都能读到法国伟大化学家路易斯·巴斯德的一句格言："机会偏爱有准备的头脑。"正如史蒂文·约翰逊提醒我们的，这越来越意味着"机会偏爱**彼此相连**的头脑"。

通信技术让人们能够跨越远近、过去和现在建立彼此之间的联系，进而帮助人们解决社会世界中的问题。你们能够获得比上一代人更多的信息；摆在你们面前的挑战不仅仅是获取信息，还有辨别什么是真正有价值的信息，因为其中很多信息都很愚蠢甚至更糟。就在过去几个月，人们认为是脸书和推特等新型社交媒体帮助推动了埃及、突尼斯、也门（可能还包括利比亚和叙利亚）的民主改革（也许有所夸大）。我们将拭目以待。

顺便说一句，我不会让那些在典礼期间发过短信或推文的人举手，这会让人尴尬。但如果我请所有依赖这种方式交流的人举手，应该只有少数非常年长的教员和曾祖父母，以及罕

见的年轻的卢德分子不会举手。几周前，我的
几个医学院学生开始怀念他们的老式计算机，
而我差点终结了这段对话，因为我说自己曾有
过一台打字机。当时那尴尬的沉默甚至让人觉
得我仿佛在吹嘘自己用纸莎草纸寄过信。

***

　　新的社交媒体带来了两个危险：对历史
的抹杀和批判性分析的衰落。不仅社会的复杂
性无法用不足 140 个字符来表达，这种浅层的
连接还会排斥批判性思考的习惯。它会让一切
显得平淡无奇：持续不断的各种通讯形式的轰
炸，会耗尽本可以用于阅读、写作和反思的时
间。我并不是又要唱老派悲歌，哀叹每项新技
术都会导致阅读能力和人类智力的下降。我
们都听说过关于流行性注意力缺陷障碍的预
言。但我依然认为，那些把新的社交媒体视为
推动自由和知识创新里程碑的说法——包括从

手写（我信赖的纸莎草纸）到手抄本、活字印刷，再到互联网——可能把问题过于简单化了。亚当·戈普尼克将此称为"《连线》版的辉格史"①。[21] 在所有的欢呼声中，有些东西可能丢失了：批判性的自我反思，是感知和诊断我们周围这个社会世界中的许多问题所必需的。

因此，我的第二个建议是：**培养批判性看待世界的能力**。因为你们是从乔治城大学毕业的，我们被告知不仅要为穷人服务（后面会继续展开这一点），还要有辨别力。观察、判断和行动都需要仔细的研究和反思。是的，我们要喂饱饥饿的人，但也要追问，即便全球粮食生产和分配能力在改善，为什么饥饿的情况仍持续存在（或恶化）？当我们努力摆脱可能在未来数月甚至数年影响你们的道路的全球金融危机时，我们是否要反思马丁·路德·金的一

---

① 《连线》(*Wired*)是一本以科技、商业和文化为主题的美国权威杂志，创建于1993年，旨在探讨数字技术对文化和商业的影响。"辉格史"(Whig history)简言之是从当下出发来研究过去。

个观点："真正的同情心并不是向乞丐扔一枚硬币……（真正的同情心）来自意识到一个产生乞丐的制度需要重建。"[22] 如果我们不去理解这些结构性和社会复杂问题，我们又如何能去解决它们？

请允许我再举一个海地的例子。从长远来看，用一种批判性和分形的视角看待世界，可能会揭示出一些关于海地如何能够在长期内"重建得更好"（借用比尔·克林顿的乐观说法）的事情。此刻我们聚在这里，海地的重建工作正停滞不前。长期投资推进缓慢，但海地迫切需要这些投入，因为清理瓦砾、重建房屋以及为数十万失业的海地人提供有偿工作，都需要马上开始。而在承诺为海地提供的 100 亿美元重建援助中，只有不到 20% 的资金到位，而且只有很少一部分最终落到海地人手中。针对对外援助进行的批判性和长期观察显示，捐助者经常在新闻稿或照片发布后，选择不去兑现援助承诺。在 2008 年四次飓风袭击海地长达数周之后，只有 15% 的重建承诺最终得以兑现。

除了数据，批判性的视角将要求重新制定海地的外国援助准则。地震的发生凸显出尽管海地成了"非政府组织共和国"——非政府组织推动的发展项目在当地已经开展了几十年，但几乎没取得什么成果。绕过公共部门向私人部门（包括非政府组织）提供援助的标准做法，无意中削弱了海地政府的影响力。由于公共部门不景气，公共卫生和公共教育体系在地震前就已经崩溃了。霍乱是最近的例子，展现出当公共部门被忽视后会发生什么：再多的私营企业也无法取代可靠的公共供水系统。了解外国援助历史及其带来的复合效应之后，也许能够激发一种新的做法，即让来自国外的捐助者不只是捐赠，而是与海地的公共和私营部门团体**一起合作**，帮助更好地重建海地。[23]

批判性分析——就本质原因提出深刻问题——提醒我们，"有些事情会改变，而有些则不会"。你们面临的挑战和其他有幸获得机会的人所面临的一样：如何在不断变化且紧密联系的世界中成为一种积极的力量。但是，严谨的分析并非大学教师专属，就像良好的学习习惯并非只对那些在校学生有用一样。批判性阅读会帮助你解决长期存在的一部分问题，从饥饿到自然灾害后的重建，再到寻找新能源以免进一步消耗我们这个星球上的资源。利用你们所受的教育，以及你们特权，来应对世界上最紧迫的挑战。

***

第三点，也是最后一点：**为他人服务**。或许并非所有形式的服务都是合适的，但可能的服务方式的列表很长。这所大学的一位著名校友，我不提他的名字，但他毕业后曾担任过两届美国总统，写了一本很棒的小书——《给予》。他也表达过同样的观点："各种给予都可以产生深远的积极影响。"[24] 他还区分了"政治中的公共服务"和"从事公益事业的普通公民数量激增",并表示他希望自己能做得更多:"我大学一年级时,花了一点时间参与乔治城大学在华盛顿特区贫困社区运营的社区项目,偶尔为公益做点贡献,但我把大部分空闲时间都花在朋友和校园活动上。在牛津和耶鲁法学院的最后两年里,我开始沉迷于政治,几乎没有时间或金钱花在其他任何事情上。"[25] 这听起来很熟悉是吗?不用忙着举手,我知道答案。

社会进步,就像大多数创新一样,很少是独狼所为,而需要团队的共同努力。社会世界是由我们无法控制的时间、地点和力量所共同塑造的。但它也是构成其基本结构的人和群体的产物,因此,只要我们不单独行动,它也是我们塑造和重塑的对象。从我作为一名医生的经历中得出的主要心得之一是,当我们齐心协力、彼此联结时,我们可以成就了不起的事情。

有时,我们在全球健康方面的工作能够将各地的人们联系在一起。地震发生后,一位名叫娜塔莉亚·莫雷诺的乔治城大学学生，一个晚上就号召同学们为我们的抗震救灾工作筹集了约 3 万美元。她曾在 2009 年底来海地拜访我们。她之所以能做到这一点，是因为她和同龄人加起来比他们各自部分的总和还要多。她甚至请她在波哥大的艺术家哥哥设计了一顶很酷的帽子，上面印有"支持海地"的标语。她还答应给我一顶。但我得到的只是一个不起眼的学位帽！当然，服务伦理在乔治城大学并没有消失；它是这所学校的精神的一部分，生机勃勃，等待着被更有效地加以利用。

一些更艰巨的任务正等待着你，无论你是打算进入"为美国而教"支教计划、研究生院还是金融行业，整个世界，包括这个国家，正变得越来越不平等。我不会用严峻的事实给你们增加负担，但它们都指向同一点：贫富之间的鸿沟越来越大。这并非某种"自然进程"，而是被政策和社会环境所共同塑造的；在这种社会环境中，"一些人拥有很多而其他人拥有很少"变得可以被接受。克林顿（我想你们已经猜到了他的名字）在他关于给予的那本书中这样说：

现代世界，尽管有很多好处，但却是不平等、不稳定和不可持续的……只要贫穷国家的1亿多名儿童没有入学，就会存在政治和社会不稳定，并产生全球影响。不论是在富有国家还是贫穷国家，人们未能广泛共享全球经济带来的国家经济增长成果，对全球经济的抵制情绪也日益强烈。世界上仍有大约一半的人每天生活费还不到 2 美元。[26]

这一定不是你们想留给孩子们的世界，因为在这个世界上，越来越少的人拥有越来越多的机会，而大多数人面临着如何喂养和教育孩子，并确保他们安全的艰难抉择。这种差异会使世界变得丑陋和不安全，导致人们因为缺乏本应该很容易获得的机会而产生深深的不满。

　　回到"相邻的可能"，我们希望打开无数扇门，创造崭新而辉煌的建筑。但我们不想建造老派意义上的宫殿——很少有人能去修缮的华丽场所。最后，为了强调这个比喻，我们需要建造更多的共享宫殿，这些宫殿注重创新，并且对很多人开放。我们需要开源宫殿。在医学领域，我们正尽力做到这一点：从电子病历到接纳每一位走进大门的患者的医院。我们正在进行的一个雄心勃勃的项目是在海地中部建造一所新的教学医院，这也是我们帮助建造的最大的医院。[27] 我们希望它将成为一座宏伟的疗愈殿堂，同时也希望它能促进一种对公有物——我们所分享的或需要分享的事物——的欣赏。

　　马丁·路德·金博士提醒我们每个人都可以在任何时候选择将他人的福祉置于自己的福祉之上。即使缺乏金博士的远见和英雄主义，但我们所有人都可以为同情心、正义和利他主义而奋斗。"每个人都可以成为伟大的人，"金博士说，"因为每个人都可以为他人服务。"

现在，随着整个国家和世界面临持续的金融危机（对穷人来说这不是什么新鲜事）、环境恶化、战争和日益严重的不平等现象，是时候让你们探索"相邻的可能"并提供服务了。现在是最好的时候，去完成许多乔治城大学学生已经做过并将继续做的事情：保持深厚的同情心和团结精神，最重要的是，共同解决我们这个时代最紧迫的问题。问题很多，也很复杂，但当我眺望乔治城大学这片茂盛的土地时，我知道未来掌握在正确的人手中。

谢谢你们，愿天主保佑你们每一个人。

第四部分

服务、团结、社会正义

这是本书的最后一部分，讨论的也是最难书写和表达的话题。它们涉及医学和公共卫生领域不常讨论的一些主题，尽管这些主题在临床实践中每天都必须面对：失落和悲伤、痛苦和死亡的意义、安慰和团结。在经常发生伤害和过早死亡的地方，这些话题是无法回避的。

如果说有人熟悉这些的话，我在人类学领域的老师和同事们，显然是人类如何理解失去方面的专家。人类学这门学科为我的研究和写作带来了很大启发。但第四部分的演讲并不是要讲述所谓的专业知识，它们和其他演讲一样充满了布道色彩。其中一些演讲发生在大学校园和毕业典礼之外的场合：一篇是在神学院发表的，另一篇是在教堂仪式中发表的，第三篇则是为了纪念马丁·路德·金的诞辰而发表。

反思苦难并不等同于回应苦难，但这些反思源于困难时期的实践。我想，它们表达了我希望看到思考与行动之间的有效联结。这里提出的问题远远超出了医学、人类学或公共卫生的范畴。我们应该如何重新思考过早患病或其常见的根本原因——贫困——所带来的痛苦，又该如何应对它们？我们可以从哪里找到灵感和希望？

有人提到了权利。对我来说，另一种回应是神学。虽然我确信我们所有人都可以从神学中学到很多，但**解放神学**为全球健康提出了正确问题。这里关注的重点并不是在一个充满痛苦和邪恶的世界里，一个全能造物主如何被认为是仁慈的。为什么坏事会发生在好人身上？对于这个问题，我也不会比大多数医生有更好的答案，尽管所有受苦的人都不可避免会提出这个问题，几乎每个人都会。

古斯塔沃·古铁雷斯，通常被称为神学解放之父。我成年之后，他一直是我的导师。正如他经常观察到的那样，结构性暴力迫使我们试图将这个时代的苦难合理化。但我们首先必须承认，"好人"承受的苦难并不是问题真正的源头。相反，是贫穷、受到伤害、脆弱的人将这个世界的真相展示给我们。正如古铁雷斯帮助奠定解放神学根基的二十年前，迪特里希·朋霍费尔曾在纳粹监狱中问的那样："谁在坚守阵地？"

朋霍费尔、奥斯卡·罗梅罗大主教和古铁雷斯神父提出的这个问题其实已经存在了几千年。除非我们加上"在**哪里**坚守？**为什么**，以及**和谁**一起？"，否则这个问题的意义就会被削弱。和他两千年前的那些精神先辈一样，朋霍费尔找到了这些问题的答案。**从下往上看**，是了解我们所处世界的唯一途径。

坚守阵地是艰苦的工作。战争期间尤其如

此，朋霍费尔在被绞死之前就很清楚这一点，因为战争作为结构性暴力中的"事件性暴力"，给很多人带来了痛苦。战争减少了我们面临的道德选择，它让我们面前的选择变得更清晰。有些人哀叹，与经历过法西斯主义、始终坚守立场的伟人们所面临的选择相比，今天缺乏清晰的选择。20世纪的每场冲突中，都有人提出这类说法，有时是有道理的。然而，严谨的研究显示，那些我们最了解的人物（我们对朋霍费尔、罗梅罗和其他烈士的故事了解得相当多），他们面前的每条道路都充满着诱惑、麻木或致命的妥协。

每一场斗争都充满着这样的危险。我相信，与贫困和不平等——结构性暴力的对抗，是唯一的"圣战"。朋霍费尔、罗梅罗和马丁·路德·金都曾经为此抗争，而古铁雷斯抗争到了今天。他们充满耐心的非暴力抗争的方式，他们与穷人和被压迫者团结在一起，证明了一种更好、更务实的团结形式。我们也寻求通过建造更多的学校和医院，而不是通过拿起武器来减少暴力。

对抗贫困的真正主角，当然是那些努力摆脱贫困的人。上面提到的每个人都提倡这一点，这也是古铁雷斯的《我们喝自己井里的水》一书的主题。但是，无论是在夺取了朋霍费尔生命的欧洲的世界大战，马丁·路德·金的民权斗争，还是在夺取了罗梅罗生命的拉美独立战争中，穷困者和受压迫者都迫切需要盟友。

穷人同样需要对自己的财富有充分认知、不会对他人苦难置若罔闻的特权阶层。这本演讲集的读者很多都是年轻有为的人；他们被鼓励寻求获得认可；他们被社会化为追求成功的人，尤其是实现自身的成功。追求个人效能和与他人竞争是金最著名的一篇布道的主题，我也以此为题。通过这种努力来造福所有人，是非常重要的事情。压制它们不仅不可能，甚至是不明智的。

如果我们不能完全升华我们对个人效能的

追求，我们又能如何服务他人，特别是那些最弱势的群体？理解贫困者的苦难如何延续至今，和对苦难的抗争是不同的。但如果我们相信知识可以指导实际行动——如果我们相信实践是务实的团结——那么最好在我们努力陪伴贫困病人和推进社会正义的过程中，也尽可能地去感知结构性暴力。

"陪伴"这个词更多是关于一起走——与他人同行——而不是坚守。而在旅程开始的时候，我们并不总是确定这条路会通向何方，我们也几乎永远无法确认终点在哪里。不确定性、开放性、耐心和谦逊，都和陪伴密不可分。

在谈到社会正义和团结这样崇高而沉重的话题时，重要的是要承认，理解或衡量这些话题有多么困难。这里不存在"关键绩效指标"或是"流程衡量标准"。善良、正派、社会正义，以及对患者、囚犯和被看不起的人的耐心陪伴，都很难用公式展现。但即便目前我们不能量化陪伴所带来的影响或它背后的美德，也并不意味着我们能够承受将它一再推迟的后果。以我的经验，陪伴提供了最可靠的方法，以防止我们在追求个人效能的过程中陷入固有陷阱，同时能够向公平、正义、同理心和团结的方向前进，无论速度多么迟缓。

谁在坚守阵地？

纽约协和神学院，荣誉奖章授予典礼

2006 年 12 月 6 日

上上个星期二之前，我的三位海地同事、一位美国志愿者和一个想搭便车的倒霉蛋在太子港和康热之间遭遇了持枪绑架。奥菲莉亚和我在这个村庄已经工作了将近 25 年。两天后，支付了赎金后，他们被释放了。

1945 年 4 月 9 日，盟军在德国取得胜利的时候，迪特里希·朋霍费尔在佛罗森堡集中营被绞死。

尽管在这个世界上，绑架和处决、社会解体和战争、生存和死亡之间存在着天壤之别，但我想在展望未来时，思考一下朋霍费尔的遗言。在未来，无论是在海地、卢旺达、危地马拉，还是我们国家的一些地区，站在穷人这一边，和他们生活在一起，都意味着冒险。一旦想到这样的情形，我就会默念朋霍费尔的遗言。当然，我也会想到那些贫困的病人、囚犯和罪犯，以及联合国勋章在今天对我和奥菲莉亚以及与我们一起工作的 4000 人的意义。[1]

选择从朋霍费尔开始是因为他与协和神学院的某种联系，而且即便到今天，他的《狱中书简》仍然是巨大的灵感和指导的源泉。那篇名为"十年后：1943 年新年反思"的文章的最后一段，对我们许多人来说尤为重要。在"底层看到的世界"这个主题下，他写道："这种体验有种无可比拟的价值。我们学会了从下往上看，从流浪者、嫌疑人、受虐待者、弱势者、受压迫者、受辱骂者的角度——简而言之，从那些受苦者的视角——理解世界历史上的重大事件。"[2]

自从 1983 年 5 月我有幸在海地中部与奥菲莉亚相遇以来，这个简单的理念就一直影响着我们之后的工作。同年年底，我遇到了金墉。他的母亲是协和神学院的毕业生。我们和今晚在场的托德·麦科马克、汤姆·怀特以及海地的许许多多人一起创办了"健康伙伴"，该组织一直寻求从底层看问题。我们没有互相分享这一观点，也并非从朋霍费尔或最坚持这种观点的解放神学家那里学来的；我们是从海地学到的。二十多年来，海地和海地人一直是我们最伟大的老师。

由于我刚刚从海地回来，而且"健康伙伴"最大的项目都在那里，所以我想从海地为我们提供的角度，来提出一些关于那里和其他地方的时事问题。让我回到开头的绑架事件上来，这不是我们第一次遭遇绑架，并且令人遗憾的是，可能也不会是最后一次。

我们的两辆车当时正驶向太子港以北的一个大型集镇。第一辆吉普车里的人听到了警察和一群被称为"土匪"或"帮派团伙"的人交火的声音（在当时以及当晚警察的反击行动中，一名警察和数量不详的平民丧生）。如果我们当时遵守了彼此之间的约定，第一辆车上的人会向第二辆车上的人发出信号，让他们掉头；如果我们遵守约定，他们就不会在黄昏时分出发。但是我们所有人都难以做到遵守约定。因此，第二辆车上的人浑然不觉，在一个减速带（其实就是一堆非常荒唐的堆砌在路上的障碍物）处被人拦下，并被一群年轻人劫持为人质——他们全副武装，尽管武装程度不如向他们开枪的警察。这群年轻人把我们的同事带到了路边茂密的灌木丛中。车被遗弃了，因为这些绑架者也知道，美国人质可比吉普车有价值得多。

我的同事们和那个倒霉的"woulibe"（海地语，指"搭便车的人"）在星空下度过了两个悲惨的夜晚。他们被蒙上了眼睛，走了几个小时才到达某个营地。他们被枪顶着头威胁，只有支付赎金才能离开。其中一人被粗暴对待。所有人都非常担心自己的生命安全。

但确实有朋友在努力拯救这五个人。我也

想效仿朋霍费尔，把这个故事换种方式讲述，或至少稍微调整一下。总而言之，他们是幸运的。尽管赶上雨季，但两个晚上都没下雨。虽然被威胁说要将他们处决，但还有饭吃。其中一名人质遭到粗暴对待，但其他人毫发无伤。其中一名年轻女子被允许不被干扰地洗澡。这些人质虽然遭遇了抢劫，但支付赎金后，美国人的钱包也被还回来了。打开钱包时，他发现所有信用卡都在，尽管不是在原先的卡槽里。绑架者给他留了 40 美元，没有碰他的护照。人质虽然在白天被蒙上了眼睛，但到了晚上就能看到，绑架他们的人当中很多都是青少年。一些年长的"土匪"是惯犯。他们号称会用赎金买更好的武器，因为自己和家人都是警察暴行的受害者。至少有一名青少年告诉我们的朋友，他的父母都被警察杀害了。

我并非想为那些绑架我朋友的人寻找借口。我更想问的是，为什么会发生这样的事？禁区横跨了太子港，就像在巴西的大部分主要城市或约翰内斯堡的部分地区一样，更不用说在某些美国城市。几乎到处都有暴力。有些人试图探究造成这种犯罪行为的根本原因；而另一些人——特别是我们国家中的一些人——甚至认为，寻找暴力的根本原因都等同于为施暴者开脱罪责。无论如何，"健康伙伴"不能选择性地忽视这些问题，因为我们必须在贫困和不平等的环境中开展工作，而这些环境显然是暴力环境。到目前为止，我们都非常幸运。尽管一些人受到威胁或被驱逐，但没有人遇害或受重伤。在海地，这已经是很好的情形了。我们认为，这很大程度上是因为我们不是用武器，而是用食物、水、学校、诊所和医院来对抗我们周围的暴力。

上上个星期日的弥撒结束后，这起绑架事件引起了很多讨论。我们的美国客人成了整个事件的中心，开玩笑说刚刚在"一家不值得被评为三星的酒店里住了两晚"——事实上，他们睡在地上，"而且食物也很差"。但是我的许多海地朋友和村里的病人都留意到，最近的绑架潮流——有人还称太子港为"世界绑架之都"——实际上是由 2004 年他们绑架自己总统的事件导致的。

我们海地的朋友和病人们说得对吗？让－贝特朗·阿里斯蒂德总统曾被绑架吗？我们所知道的是，海地这位民选总统说，他是在违背自己意愿的情况下被免职的。他的说法得到多名美国国会议员的响应。我们同样知道，他是被美国政府的飞机带走的。即将卸任的国防部长称这种指责"荒谬可笑"。我们的前国务卿也坚称，海地总统已飞往"他自己选择的目的地……所以这不是绑架"[3]。不管你们对我们内阁成员的诚实度有何看法，海地总统似乎不太可能选择中非共和国——一个他从未到访过，几个月前发生政变并以毫无法纪著称的国家——作为目的地。（说到排名，英国广播公司刚刚将中非共和国的首都班吉列为世界上最危险的城市。）

当然，海地人的确对绑架非常熟悉。他们几乎都是从非洲被绑架而来的人的后裔，尽管海地之外的权威人士认为这些历史无关紧要。杜桑·卢维杜尔，这位领导了世界上第一次成功的奴隶起义的海地将军，在19世纪初曾应邀与法国军队会谈，同时需要在与敌军首领的谈判过程中作出一些常规保证。然而，其实没有什么谈判，这是绑架——卢维杜尔被铐起来，被带上一艘开往法国的船。后来他死在了法国冰冷的监狱中，据说是死于肺结核。

迪特里希·朋霍费尔是被捕的，而不是被绑架的，但他很可能早已预料到了。至少他在协和神学院的朋友预料到了：他们建议他留在美国，等到战争结束后再返回。他很清楚这些风险，但还是选择回到家人和他的布道工作中。在他的周围，他看到了德国平民（其中多数是犹太人）被绑架了，而且再也没有回来。"谁坚守在这里？"他在监狱里问道。

谁坚守在这里？在战争时期，我们如何能

知道该做些什么？"健康伙伴"是个非宗教性组织，但我们所有人都认同福音书中所阐述的"慈悲工作"：给饥饿的人食物，给口渴的人喝水，给裸体者穿衣，庇护无家可归者，探望病人，探望囚犯，安葬死者。

当我们选择留在海地，并在非洲、西伯利亚和拉美部分地区扩展我们的工作时，我们别无选择，只能仔细考虑这些要求。事实上，这些要求成为了我们的指导理念。随着"健康伙伴"事业的发展，最让我们感到惊讶的事情之一，就是这一理念在我们的同行，即国际卫生和发展领域的"专家"当中产生的争议有多大。有专家说，给饥饿的人食物是不可持续的。在海地治疗艾滋病，最初也被我们的一些同行（但从未被我们的患者）视为不切实际甚至更糟的事情。还有人愤愤不平："为患有艾滋病的海地农民盖房子，你们是认真的吗？投入产出比太不划算了。"

事实上，我们的工作已经招致很多反对的

声音——医生和护士去家访是在浪费时间。你不可能在监狱里工作，这在政治上太敏感了。你不该为西伯利亚囚犯提供比俄罗斯平民更好的照顾。感染艾滋病的非洲妇女太穷了，无法避免用母乳去哺育婴儿。试图通过提供干净的水和配方奶粉来消除儿童艾滋病，这在非洲农村并不"现实"。等等。

尽管我们已经努力去掌握国际卫生和可持续发展的语言，尽管我们在这样做的过程中也学到了很多，但我仍然相信，通过回归福音书中早已阐明的那些首要原则，我们学到了更多。

我们学到了什么呢？"健康伙伴"正处于岌岌可危的境地。我们必须找到资源来喂饱饥饿的人，即便我们收到的是治疗疾病的资金。我们必须建造学校，即便我们知道在那里学习的饥饿儿童无力支付午餐费用，而这本该是他们的权利。我们必须安葬死者，即便这意味着要雇人建造棺材，因为我们力求让过早死亡的现象在我们工作的社区显得不那么突出。有时，我们不得不冒险挖掘被扔进乱葬坑的尸体，从而按照死者家属的意愿，妥善安葬他们。

我们仍然需要去探视囚犯，无论是在新新监狱①、关塔那摩监狱、西伯利亚监狱还是卢旺达的监狱。如果绑架我们朋友的人最终被关进肮脏的海地监狱——按目前情形，被即刻处决或死于另一场枪战的可能性更大——我们会去探望他们吗？要给他们带食物吗？上周六，我们在海地探访的饥饿、生病的囚犯中，有多少人曾经是绑架者？我们不知道。他们中很少有人被判有罪，只是被拘留。而其中一些人除了探望之外，还需要立即就医。当我们给卢旺达东部的一名囚犯送药时，我们发现周围有 7000 多名参加过当地 1994 年种族大屠杀的罪犯，难道我们要耸耸肩说，这些罪犯不值得被医治，或者他们被送入监狱就是**为了**接受惩罚，而不

① 新新监狱（Sing Sing Correctional Facility）位于哈德逊河畔的奥西宁镇，始建于 1825 年，是美国最古老的监狱之一，也是纽约州规模较大的州立监狱。

该被作为惩罚本身？

在人身保护权不再被美国政府视为一项权利而是一种选择，以及"非常规引渡"成为"绑架"的最新术语的时代，我们是否会耸耸肩说，"好吧，毕竟现在是战争时期"？当和我们国家关系最久远的邻国海地的总统一路被"引渡"到中非时，我们是否像我们国家的许多人一样，接受那些有权势的人给出的免职和人格攻击的说法？就像我们关于伊拉克大规模杀伤性武器，以及想象该国与"基地"组织所谓的联系一样？毕竟，大多数"理性的人"都乐于将最近发生在海地的政变或卢旺达的种族灭绝归咎于糟糕的第三世界领导层或种族冲突。而这些"理性的人"向我们保证，我们在伊拉克会被当作解放者而受到欢迎。这不就和我们的权威报纸上的新闻写的一样吗？

请允许我以朋霍费尔的另一段反思作为结束。在"谁在坚守阵地"这部分内容中，他批评了他的同行。而他的同行听起来倒很像我们的同行，不是吗？他写道：

> "理性的人"的失败显而易见。初衷很好，但有着缺乏现实主义的天真。他们认为不需要什么理由，就能将已经脱节的框架恢复原状。由于缺乏远见，但又想公正地对待各方，因此冲突的力量让他们疲惫不堪，结果一事无成。他们对世界的不合理感到失望，认为自己注定无能为力；他们在更强大的一方面前离开或败下阵来。[4]

今天，没有人能百分百确定，究竟谁才是"更强大的一方"。我们所有人都希望被认为是理性的、能带来实际帮助的。至少今晚，这个房间里的任何人都不必担心会被绑架，或遇到其他更糟的情况。但从事社会公正的工作——即便只是在为贫困人群提供医疗保健服务的领域——存在风险；它要求我们在变得过于理性，或者用可行性替代必要性时，质疑自己的做法。

"健康伙伴"会把这个奖项当作继续我们的服务工作并尽力而为的认可和鼓励。我们相信，被授予这一奖项，是因为我们挑战并对抗了那些既有做法——关于能够为贫困人口中最贫困的那部分人做些什么，以及他们彼此之间能够做些什么。

必要的时候，我们会选择冒险。如果这是为了面向最贫困的那部分人开展"慈悲工作"所需要的，我们会变得不讲道理，甚至尖锐。我们谁也不敢承诺，如果面临牢狱之灾或更糟的情况，我们能够有朋霍费尔那样的勇气。但今晚从我们一直敬仰的人们那里得到的认可，将激励我们继续这些工作，并获得避免变得疲惫不堪或感到注定无能为力的勇气。尽管我们会不断扩展我们的项目，但有时我们只希望先能够坚持下去。

感谢你们给予我这份莫大的荣誉。

关塔那摩时代的勇气和同理心

埃默里大学，毕业典礼

2007 年 5 月 14 日

亲爱的毕业生、家属和朋友们，如果我对作为毕业典礼的演讲者感到有点紧张的话，请原谅我。当然，我认为这是一种莫大的荣幸，但你们也必须承认，对于庆祝活动的这个部分，存在相当多的批评。我已经习惯了成为第二选择，并且不介意输给那些高等教育的主要贡献者，例如威尔·法瑞尔或"巨石强森"[①]。

不管怎样，朋友已经把你们的校报《埃默里车轮》上的社论和信都寄给我了。所以我知道，至少埃默里大学在讨论谁该在毕业典礼上

[①] 原名道恩·强森（Dawn Johnson），美国著名男演员、制片人，曾是职业摔角手。

演讲这样的事情上是比较礼貌的。当乔治·华盛顿大学的校长被宣布为毕业典礼演讲者时，我在你们的报纸上看到：

在因抗议他的决定而创建的脸书群组中，他被贴上"骗子"和"撒旦之子"这样的标签。在埃默里，学生们在抗议瓦格纳[①]决定的同时，也保持了对他的尊重。

埃默里大学的行政部门也非常妥当地回应了学生们的关切。乔治·华盛顿大学的毕业礼将在没有主旨演讲嘉宾的情况下继续举行……

另一方面，埃默里能够招募到保罗·法默这样的外部演讲者，虽然他不为学生们广泛熟知，但至少符合他所要去演讲的这所大学的理念。

所以我来到了这里，没有被任何人认出来，

---

① 詹姆斯·瓦格纳（James Wargner），2013—2016 年期间担任埃默里大学校长。

也不像其他名人或政治人物那样有魅力。但即便是《埃默里车轮》也期待我能够传达一些有价值的东西，并且还很好心地没有在脸书上发表任何暗示我是"撒旦之子"的言论。这对我来说是个好消息。

还有个好消息：我的发言会非常简短，包含一个真实故事，以及试图反映埃默里大学（与任何研究型大学一样）试图向学生传达的一些理念。我会尽量避免只关注那些我拥有一些相关专业知识的沉闷话题。哦，别担心：如果完全不提失控的流行病和瘟疫，以及战争、种族主义和其他暴力，我会不知道该怎么发表演讲，我也会不知道该如何避免谈论我作为医生遇到的人们。但是，由于今天是你们的毕业典礼，我将尝试用积极的方式讨论这些苦难的事情。

所以，接下来我要讲的是关于一个家庭苦苦挣扎的故事。

***

这是一个关于勇气和承诺、友谊和慷慨的故事。这是一个关于移民到这个国家的故事，而且它在短短十几年的时间里，将四个截然不同的国家联系在一起。这个故事从海地开始，经过关塔那摩（那里有一个美国军事基地）抵达美国，然后又到达伊拉克。四个国家，十二年。我说过我不会过多谈论战争，我不会的。我说过我不会过多谈论疾病和暴力，我也不会的。我将重点介绍一个勇敢而慷慨的年轻人，我称呼他"乔"，他现在依然在伊拉克。他和今天即将毕业的许多人年龄相仿。我以前讲述过他母亲的故事，但他的故事，在今天之前从未被讲述。

我认识乔是因为 1991 年海地发生的一场军事政变。我大学毕业后一直在那里工作。乔的父母虽然贫穷，但能读写，并且热衷于为他人服务。他们深度参与了当时在海地扎根的群众扫盲运动，那会儿正赶上这个国家的第一次民主选举。这一切发生在 1990 年 12 月。一场压倒性胜利将一位解放神学家推上了总统宝座，并使得更多资源用于解决海地顽固的贫困问题。然而就在七个月后，一场暴力军事政变结束了海地的民主统治。随之而来的镇压是恐怖的。难民涌出城市，躲入山区，越过边境进入多米尼加共和国（他们在那里并不受欢迎），然后涌入公海。

当然，没有人愿意背井离乡，尤其是一对带着两个小男孩的年轻夫妇。但在 1992 年 4 月 27 日，乔的母亲约兰德·琼被捕并被带到了警察局。很明显已经怀有第三个孩子的约兰德遭到了殴打。入狱第二天她就流产了。她没能得到任何医疗照顾，并决定如果自己在拘留期间幸免于难，就逃离这个国家。第二天她出狱了。没过多久，她将儿子们托付给一位亲戚，前往海地北部。她的丈夫躲了起来，她再也没能见到他。

故事的下半部分涉及四个国家中的另外两个：美国和古巴。为什么是古巴？因为那是美国海岸警卫队快艇带走约兰德的地方。她是这样描述的：

> 我在 5 月 12 日搭上了船，5 月 14 日他们来接我们。他们并没有说要带我们去哪里。当时我们还在海地海域……我们甚至还没有走到向风海峡，美国士兵就找到我们了。但我们认为他们应该会来帮助我们……船上有生病的孩子。当天，我们到达了关塔那摩基地。[5]

海地到处都是像约兰德这样的人。很快，关塔那摩也人满为患。1992 年 5 月 24 日，布什总统在他位于肯纳邦克港的避暑别墅发布了第 12807 号总统令。在提到海地船只时，他命令海岸警卫队"将船只及其乘客送回原籍国……但前提是司法部部长可以根据其不可审查的自由裁量权进行决定，未经其同意不得遣返任何难

民"。正如一位律师讽刺地指出的那样，"恩典
并没有那么慷慨；根据新的总统令，所有海地
人都被遣返了"。[6]

也并非所有人都被遣返了：约兰德正是被
当作政治难民留下来的少数人之一，而且被发
现感染了艾滋病毒。我不会详述她的整个故事，
对于今天这样喜庆的日子来说，这太残酷了，
只要提到她被拘留和虐待就够了。1992 年大选
中，海地难民的困境引起了轰动，促使总统候
选人克林顿和戈尔在他们的官方竞选平台上都
呼吁结束对海地船民的强制遣返，以及在关塔
那摩对艾滋病毒阳性难民的拘禁。我认为大家
会发自内心地支持这样做，因为军事基地流出
的报告内容令人震惊。实际上，直到联邦法官
斯特林·约翰逊结束对海地人及其拥护者对美
国政府提起的诉讼审理后，难民营才被关闭。
他听到的证词越多，就越确信拘禁艾滋病阳性
的海地人是"残忍和不合常规的惩罚"行为，
违反了《美国宪法第八修正案》。在 1993 年对

该案的裁决中，法官约翰逊这样描述被拘留在巴尔克利营地[①]的海地人：

他们住在被带刺的铁丝网包围的营地里。他们将塑料垃圾袋绑在建筑物两侧以防雨淋。他们睡在帆布床上，并挂起床单制造一些保护隐私的假象。他们由军队看守，除非有军队护送，否则不得离开营地。他们曾在睡觉时遭到多达 400 名穿着全套防暴装备的士兵进行的黎明前的军事搜查。他们像囚犯一样被监禁，一旦违反营地规则，就会被关在禁闭室中。[7]

和其他人一样，约兰德最终被合法释放，并得以正式进入美国的城市。这场特殊的磨难结束后，我到纽约和波士顿拜访了她和其他海地难民。我第一次见到乔时，他大约 12 岁，他的弟弟 10 岁。我主要是和他们的妈妈聊天，记

---

① Camp Bulkeley，美国关塔那摩湾海军基地内的一个营地。

得他们似乎更喜欢和我弟弟聊天——他当时是世界摔跤锦标赛的职业摔跤手，而且就住在这个城市，也是埃默里大学的常客。（你们中有些人可能会记得，每次我到这里演讲时，他都会引起我那些书呆子教职朋友们的关注。我并不是在嫉妒。）

十年过去了，我承认，我并没有经常想起乔。但就在2005年圣诞节前夕，通过他的一位亲密朋友，我收到了一张250美元的支票。乔说，他希望支持"健康伙伴"在海地的工作，并希望有一天能帮助我们为那里的贫困病人提供服务。

我很感激他，因为我们在海地的确需要更多帮助。但最让我印象深刻的，是乔当时在费卢杰。他加入了海军陆战队并被派往了伊拉克。

我给他回了信。我们通过电子邮件保持联系，偶尔会打打电话。（那些哈里伯顿的呼叫中心似乎的确运行正常，尽管天知道费用会有多高。）一年的时间里，我们几乎每天都通信，但我们很少谈论战争或他每天在面对的现实。当我开始焦急询问他的安全时，他煞费苦心地让我知道，他不再"越过火线"去执行任务，而是负责为另一组巡逻的海军陆战队提供补给。更多时候，他会告诉我，我才是需要小心的人，因为他知道海地正在发生什么。但我可以看出，去伊拉克对他来说是很大的斗争——一场外在的和内心的斗争。我知道他听到有关关塔那摩的消息后很难过，很难不去想他母亲在那里的经历。

有一次，当我给他寄爱心包裹时，我仔细权衡了要寄什么样的书。我想寄几本读起来轻松一点的。"不，"他在电子邮件中说，"给我寄一些关于海地的内容。就像我和你说过的，我希望有一天回到海地和你一起工作。"所以我寄给他一本我自己写的关于海地的书，但也担心他读到关于他母亲的详细经历的描述会难过。[8]他没有对此说什么，但读完之后，他提出希望我给他的朋友寄一本。"他是原住民，"乔说，

"他会喜欢的。"他重申愿意来我们在海地的诊所做志愿者。

一年多的时间里，虽然很简短，但我们几乎每天都会发电子邮件，我们的联结也更深了。上个月，乔回来看望他的母亲、弟弟和女友时，我们计划见面。"任何城市，任何时间，"我说，"我会带你出去吃顿大餐，我们好好聚聚。"那是个星期一，乔给我写信的时候我正在海地。那时费卢杰是晚上，他正要动身前往美国，计划一落地就给我打电话。

周六，我接到了他的电话，随后不久，我和乔重逢，在一起待了很长时间，见到了他的女友，短暂地见到了他的弟弟。在一顿漫长的聚餐中，我认为乔可能喝了他很久以来的第一杯红酒。他说，计划留在伊拉克的主要原因是为了照顾他的母亲，他知道母亲随时都可能生病；送他弟弟读一所还不错的大学；能够买幢房子，并拥有一个家庭。"我要向前看，而不是回头。"乔无法抑制他的乐观情绪。有些事我们并没有谈到，包括乔还不是美国公民。但是我们的确讨论了他弟弟的事情。每当家庭开支入不敷出的时候，乔的弟弟也会提出考虑参军。"万不得已的时候再这样做，"乔劝说他，"我会想办法赚钱，供你读完大学。"我们还有很多话要说，在他休假期间我们几乎每天都打电话。他现在回到了费卢杰，我昨天为了演讲到达这里的时候，刚刚和他通过电话。

***

所以，讲这个故事究竟要说明什么呢？按照我们在医学院习惯说的，什么是要带回家的"关键信息"？

让我提供三点。第一，这是一个关于**联结**的故事。当你们走向充满希望的未来时，请记住，你们在埃默里建立的联结需要维系和滋养。乔从我的生活中消失了十年，包括他的母亲和兄弟。值得庆幸的是，乔的慷慨使我们重新走到了一起。我不会再失去他们。友谊是一份太过珍贵的礼物。

当然，这个故事中还有一些不那么感性的联结。我写过很多关于我们国家和海地——这个半球上最古老的两个共和国——之间紧密联结的文章，不过这也不适合作为祝贺演讲的内容。我也担心，美国与伊拉克之间的联结会给我们几代人带来悲伤。费卢杰就是个很好的例子，而且已经成为一种隐喻。就在两周前，安巴尔省的一名美国上校解释了他平息叛乱的方法："稳定拉马迪局势，但不要摧毁它。不要重演费卢杰的悲剧。"[9]

但在所有地方当中，特殊军事基地的情况如何呢？就在上个月，我的一个朋友在哈佛发表了关于关塔那摩海军基地的演讲。他是这样描述的：

一个海湾、一个港口、一个藏身之地、一个家园、一个军事基地、一个避难所、一个监狱；国家边界上的前哨，不受当地和美国的法律或国际法的约束……关塔那摩湾一直都在那里——当泰诺印第安人遇到哥伦布时，当加勒比海盗对新兴国家的船只进行掠夺时，当西班牙与英国发生冲突时，当美国击败西班牙时，当肯尼迪对抗卡斯特罗时，当布什派兵消灭恐怖主义时。了解关塔那摩，就是了解我们自己——作为公民、作为一个国家、作为这个世界中的一分子。[10]

关塔那摩是个不受宪法保护的地方，所以你可能认为它是个与世隔绝的地方。但正是这种隔绝，将你、我与那个地方以及在那里发生的事情联结起来。这是对责任的否认，就像所有对责任的推卸一样，它不可能永远持续下去。我希望你们都能承担起责任，记住我们与那些令人不安的事情之间有着多么密切的联结。

我知道应该避免在毕业典礼演讲中使用拉丁词汇，但我要违规一下，并引用西塞罗的话：

"对自己出生前的历史一无所知的人，永远是个孩子。"[11] 当你走入这个世界时，请记住这条劝告，两千多年后，苏珊·桑塔格也有力地重申过：

> 那些对恶行的存在永远感到惊讶的人，那些在面对人类以毛骨悚然的方式残忍对待他人的证据时，仍感到幻灭（甚至难以置信）的人，在道德或心理上都还没有成熟。任何到了一定年龄的人，都无权继续保持这种天真、肤浅、如此程度的无知或健忘状态。[12]

第二点，乔的故事，就像他母亲的故事一样，对我来说是个有着寓言性质的故事。它引出了一个问题：我们希望生活在一个什么样的国家？看看你的周围。看看今天的埃默里与仅仅 50 年前相比是什么样子。你们或许知道，埃默里大学是 19 世纪上半叶由那些拥有奴隶的人创立的。但是你们知道吗？州法律曾经禁止埃默里大学在招收白人学生的同时给非裔美国人提供教育。你们是否知道，直到 1962 年，也就是今天在场大约一半的人都已经出生了，埃默里大学才对佐治亚州提起诉讼，并最终赢得不分种族招生的权利？

你希望埃默里大学的未来如何？我有个朋友是 CNN 的记者，他就住在这个城市。我问他认为我今天应该重点讲哪些。每天他都会读到有关伊拉克、大学校园枪击事件，以及来自拥有数百万粉丝的脱口秀主持人的粗鲁评论。他说："在尊重他人的同时，也要向他人施以援手。"他顿了顿，又补充道："如果周围的人看上去都和你一样，那一定出了什么问题。"

尽管我们国家的精英大学不像几十年前那样同质化，但它们仍然是"特权之岛"，而其中像乔这样的人太少了。尽管他的弟弟渴望上一所体面的大学，但他不太可能从现在就读的社区大学转学到这里，尤其是考虑到他在学业之外还有份几乎全职的工作。（请记住，寄钱回家是乔留在伊拉克的主要原因之一。）但至少再环顾一下四周，想想看，如果我们不是个移民国家，这个地方会是什么样子。我们应该怀着感恩之情看待这些成绩。不过本月的哈泼斯指数显示，自 2005 年 1 月以来，至少有 305 个新的美国反移民小组成立。[13]

我们希望我们的国家成为什么样的地方？我这样问，是因为知道这里不是每个人都是美国公民。话说回来，乔也不是，即使他在伊拉克服役。既然你们今天在这里，某种程度上你们就是这个国家——一个了不起的现代民主实验——的一部分。坦白说，我们国家的声誉并非无可指摘：如前所述，想想奴隶制和美洲原住民的种族灭绝。但即使到最近，美国也经常是世界上许多地方的希望灯塔。我们希望别人如何看待我们？或者，再次引用《埃默里车轮》里的话，我们所珍视的理想是什么？我们希望美国成为一个支持并外包酷刑的地方吗？我们是否希望拥有像关塔那摩那样的基地？这些基地曾被用于对抗海地难民和无休止的"反恐战争"。我们是否希望美国成为一个在国内和国外都以暴力闻名的地方？

第三，**记住像我的朋友乔这样无怨无悔、勇敢、慷慨的人**。我知道他前往费卢杰而不是海地或纽约的部分原因，我想你们也知道。让他的家庭分离，并将他的母亲送往"艾滋病阳性集中营"的力量，与十年后将他引向伊拉克的那些人不无关系。如果你是习惯祈祷的人，请为乔和所有那些无论国籍、现在身处伊拉克境内的人祈祷。

但我今天提到乔的原因是他的慷慨。在他经历了这一切之后，他仍然能够想到为他人服务，包括那些他从小就没有见过的贫困国家的人。即使在伊拉克，乔仍然记得那些比他更不幸的人。这些都是宝贵的理想，而且我猜测，这与埃默里大学所主张的服务方式并非毫无关系。在这里的学生和教职员工眼中，我们所生活的世界依然拥有巨大前景和希望。

在《埃默里车轮》关于今天庆祝活动的最新社论中写道："我们希望毕业典礼能给我们的毕业生一个难忘的告别。"我知道，我不会忘记你们允许我与你们分享这一天。我很感激能够有机会思考可见和不可见的联结、那些有必要被记住的不幸的人——即使来自伊拉克这样的地方，以及如何将这个世界变成对我们所有人来说更好的地方。我毫不怀疑，今天在座的一些人在经历了与乔相似的旅程之后，抵达了这个重要时刻——跨越国界、跨越阶层、经历了艰辛和适应。我不会对此感到意外，埃默里大学启发并塑造了你们所有人——无论条件优劣都是如此。这是某种意义上的乌托邦，它赋予了我们的国家以意义，赋予了以研究和教育为基石的大学以价值。

当你们从这些自由和充满发现的非凡岁月中走过并继续前行时，请你们在心中保持好奇心，是它把你们带到了这里，并通过与其他人建立新的联结来不时地激活它——如果他们有幸获得同样的机会，也能表现得很好。

　　祝贺你们通过自身的努力、家人和朋友的支持，以及对进步的渴望所取得的成就。感谢有幸和你们分享这一天。

灵性与正义

新教圣公会教堂（马萨诸塞州布鲁克莱恩），
灵性与正义奖授予仪式
2008 年 4 月 27 日

　　我非常感谢能够获得这个奖项，也非常感激有机会能和你们交谈。每当奖项颁布时，开场发表一些免责声明似乎是比较常规的做法。这是我的声明：我非常确定自己不值得得到一份有关灵性与正义的奖项。作为一个致力于保障贫困者基本权利的庞大团队中的一员，我不该以这种方式被圈定出来。没有人可以独自推动正义。"健康伙伴"团队有数千人，他们通过务实的举措来促进正义，旨在为最贫困的人提供医疗、教育和清洁水。

　　也有一些其他原因让我担心自己的灵性品

质：作为一个处于战争、水刑和关塔那摩依然存在的时代的美国人，我发现自己对人性和对天主的信仰，每天都在动摇。作为一名人类学家，我受过训练，可以用社会学术语将各种宗教、仪式和灵性形式视为普遍存在的"信仰体系"或宇宙观。作为读者，我最喜欢的灵性相关的书是一本关于一位与世隔绝的天主教修女的小说。她的灵性生活完全枯竭，直到她开始患有剧烈的偏头痛，并在很短时间内成为一位著名的灵性诗人。后来她被发现患有脑瘤，然后必须对她新获得的信仰的根源提出疑问。（令人高兴的是，我得知这部出色的中篇小说①是一位善良的犹太男孩写的。）作为一个长期在海地工作的人，近年来我失去了两个朋友。其中一位是社会活动家洛文斯基·皮埃尔-安东尼。官方说法依然是"失踪"，但我很难相信他还活着。这些经历让人很难毫无保留地断言，这个

---

① Mark Salzman, *Lying Awake: A Novel*, New York: Random House Inc., 2001.——编注

世界是由正义、权力和爱的三角形所支配的。

很多时候，我发现很难不同意爱因斯坦的说法。他以"一个虔诚的非信徒"自称，但他也写道：

我从来没有把任何目的、目标，或可以被看作拟人化的东西归咎于自然。我在大自然中看到一个宏伟的结构，我们只能非常不完美地去理解它，并且必定会让有思想的人产生一种谦卑感。这是一种真正的宗教情感，与神秘主义无关。[14]

理查德·道金斯一直严厉批评那些"挑选"爱因斯坦语录来支持上帝存在论的人。[15] 不过，我不会这么做。

相反，我想说的是，和爱因斯坦一样，我在"自然"中看到一个宏伟的结构。如果真是这样的话，这种灵性总是可以借鉴的，比如当看到生病的人通过现代医学迅速康复时，或者更通常地，当从卢旺达北部的火山上凝视令人敬畏的景色时，或者看到加利福尼亚州高耸的红杉、马赛地令人惊叹的野生动物，或庭院——虽然是人为建造的，但无疑是对自然的一种致敬——中美丽的锦鲤时。

花园的例子让我联想到另一种灵性。它发生在世界上一些最不令人喜欢的地方。现在我改写一下爱因斯坦的话，并且可能和他的意见不同：我有时在**人类**身上看到一个无法完全理解的宏伟结构，虽然它与神秘主义无关，但观察这个结构让我的内心充满谦卑、惊奇以及重获信心的感觉。

我拿一个不太令人喜欢的地方举例：卢旺达最大的监狱。它不太可能是你们寻求灵性或正义的第一选择。但事实就是如此：在监狱中，你不仅可以了解到犯罪和残酷的刑罚，还可以了解赎罪和宽恕，如果你足够幸运的话，还能了解到对犯下可怕罪行之人的人道主义待遇。

就在三周前，我还在恩辛达监狱①橙色的砖砌高墙内看望患者。我第一次进入这个荒凉之地是在 2005 年，当时有 13000 名男性和数百名女性挤在一个非常狭小的空间里。虽然监狱里没有未成年人，但每隔几天，这里就有新生儿出生。在这些成年人中，超过 70% 的人因为和种族灭绝相关的各项指控而被捕。这个地方挤满了囚犯，在巨大的、发霉的、破旧不堪的帐篷里，他们被塞在临时铺位上，看起来就像是希罗尼穆斯·博斯的地狱画作。气味非常难闻。就像任何医生都会意识到的那样，我知道在这种过度拥挤的情况下，除非有现代卫生设施，否则结核病、霍乱、肝炎和其他流行病肯定会爆发。

如今，尽管它仍然是卢旺达最大的监狱，但监狱里的人数不到原来的一半。准确地说，截至 2008 年 4 月 3 日，那里共有 6334 名囚犯。

---

① 位于卢旺达第二大城市布塔雷的一所监狱。

在一场种族大屠杀之后，要如何才能在不提倡免罚的前提下让监狱的人口减半？如前所述，大多数被拘留的人都因为与种族灭绝有关的指控而被关押。在这类犯罪中，一定有许多有罪的当事人。最准确的估计是，在1994年4月6日之后的100天内，100万卢旺达人被政府下令杀害。据称，有14%至17%的胡图族成年男性听从政府命令后，杀死了所有被认定为图西族的人，以及那些被视为"软弱"的胡图族人，也就是对那些被判死刑的图西族人的困境表示同情的人。

种族大屠杀之后，继任政府的任务不仅是恢复秩序，而且要恢复公正性。如果我们计算一下，很容易就能看出，即使有20万人入狱——差不多大赦前就是如此——许多罪犯也不得不被无罪释放。这就是卢旺达的困境：将犯罪者关起来代价高昂，而且从传染病医生视角来看也很危险。但让他们逍遥法外，允许他们自由行动，既是对正义的冒犯，也是对受害者的记忆和他们幸存亲属的感情的冒犯。

如何解决这个困境？我的许多同行都认同所谓的"真相与和解委员会"。但是，比如就南非的情况而言，需要一个可以通电的法庭、有条件使用书籍和电脑的律师，以及一个尽管深受种族隔离制度影响，但至少有一些独立法官的法律体系。而在种族大屠杀之后，卢旺达不存在这样的资源，即使到现在也很少。虽然恩辛达监狱有13000名被拘留者，但没有一名医生，只有一名护士。我敢保证，单单食品采购就是很大的挑战，会让我们中的任何人都感到不知所措。

卢旺达政府应对如何处理罪犯这一挑战的方法之一，是恢复传统的"加卡卡（gacaca）法庭"。这个词大致的意思是"草地正义"，因为受害方应该与村里的长辈会面并公开陈述他们的问题，大家会坐在地上围成一圈。在种族大屠杀后的卢旺达，几乎所有能去上培训课程且信誉良好的人，都可以成为加卡卡法官。（我就认识一个厨师，一个助理护士和一个农民，他们都是法官。）有人说，多达 25 万人接受过这种培训。这些露天法庭并不处理那些最严重的与种族屠杀相关的罪行，但确实处理了其中绝大多数的案件。在这些基层民间法庭的实践中，公开赎罪是避免或缩短刑期，并最终将判决转为社区服务的可靠方式。这样的坦白也为囚犯提供了最好的出狱机会。公众参与几乎是强制性的。卢旺达 30 个县中，一些已经完成了加卡卡程序。我知道这些，是因为在我们工作的地方之一，我们被分配到了法庭大楼，正在将其改造成医院。星期二是鲁文卡瓦维的加卡卡日，我大部分时间都待在那里，当法庭开会时，许多活动的进展都变得极其缓慢。

在物理意义上，这些被告人如何抵达他们的犯罪现场，即受害者和受害者亲属居住的地方？被告人如何避免在出庭中成为殴打和报复性杀戮的受害者？在监狱和加卡卡法庭之间护送囚犯是监狱系统的工作。有时，当囚犯必须在远离拘留所的地方与受害者或其亲属见面时，他们会在返回这些城镇和村庄的途中待在有人看守的设施中。我的同事娜奥米·罗森博格（Naomi Rosenberg）上个月第一次访问卢旺达。我最后一次见到那里的病人时，她正在监狱里。她问起说话轻声细语的监狱长，在这次转移过程中是否有任何囚犯受到伤害。"自从我到这里工作以来，一个都没有。"卢旺达最大监狱的负责人回答，他已经在该系统中工作多年。而系统外的其他人承认，尽管有专家曾预测，加卡卡程序注定会失败，但整个过程基本上是非暴力的。

同一天，我看到了一些病人，他们都患有艾滋病和肺结核，并且有并发症。我在西伯利亚、海地和卢旺达的监狱工作了十多年，不过从来没有向囚犯询问过他们的罪行或受到的指控，即便我们的治疗周期——结核病要几个月，艾滋病甚至要终身治疗——确实需要我询问他们的刑期。那天，我在两种情况下这样做了。其中一名病人囚犯我在他被捕前就认识。我在医院和鲁文卡瓦维的诊所见过他几次。他被判了 15 年有期徒刑，但他告诉我，他正在上诉。我问他的上诉要多久才会被审理。"也许几个月。"他回答道。我想起在美国见过的一些囚犯，很多上诉要经历多年，或者在海地，那里绝大多数囚犯甚至从未被审判和判刑过：他们只有被拘留过。（刚才我提到我失踪的朋友洛文斯基，他是那些致力于改善海地监狱恶劣条件的人之一。）

那天，我见到的另一个人告诉我，自种族大屠杀以来，他一直在监狱里服刑，已经服刑了 19 年刑期中的 14 年。我不需要再问什么了。我只是问了他的刑期，因为他患有艾滋病，现在将接受所谓的"结核病复发治疗方案"。该方案需要的时间会更长，而且需要我们更改他的艾滋病治疗方案。

但是，当然，我有自己私人的和没说出口的问题。

那天晚些时候，我们与监狱长和两名护士共进晚餐。（虽然我们仍然是监狱里仅有的医生，但现在有了四名护士。）主任很了解这位老人，考虑到监狱里的人数如此之多，这令人惊讶。"他是少数拒绝承认自己做错事的人之一，"监狱长说，"这就是为什么他可能需要服完刑期。"

当时我想到了洛文斯基。他竭尽全力地在海地支持建设一个反对有罪不罚和保护权利的法律体系。洛文斯基一直非常**相信**这个愿景，以至于几乎可以为此献出自己的生命——我这么说，当然是在祈祷他不会这样做。

我已经说过，无论洛文斯基的命运如何，都让我对自己的信仰产生了怀疑。但几天后，当我在卢旺达农村继续思考海地朋友的命运时，我发现自己坐在一辆吉普车里，正行驶在一个叫做布塔洛的小镇和鲁文卡瓦维之间——我们正在布塔洛建造一座医院（当地很大一片区域内都没有医院），而同时在鲁文卡瓦维重建一所种族大屠杀后被遗弃的医院。驾驶员是一个名叫蒂埃里的年轻人，我是唯一的乘客。他在邻国布隆迪出生和流亡，种族大屠杀后返回这里。关于此类问题的对话通常只能私下进行，即便如此也并非一定会提及。但有时，比如在这次的长途驾驶中，会涌现出一些情感和故事，并且几乎总是和 1994 年的大屠杀相关。我很感激蒂埃里能与我分享他的故事。在那次旅程中，我了解到，他的四位祖父母都在种族大屠杀中丧生，他的多数叔叔阿姨和表亲也是如此，而最令他难过的是他的哥哥，当时他哥哥正在卢旺达上学。不到一个月的时间，他的整个家族几乎都消失了。

蒂埃里讲话的时候，我并没有讲太多，只是问了几个问题。这位年轻人告诉我的几件事情令我震惊：他的哥哥死在布塔雷，在加卡卡程序中，他决定去和杀死他的人谈谈。

"你为什么决定去监狱？"我问。

"我发现当我试着祈祷时，我无法原谅杀害

我哥哥的那个人。我无法原谅他们中的任何一个人。我开始问自己，如果我无法原谅，我如何能通过祈祷与上帝交谈。我为此祈祷了很久，最终决定去监狱和这个人谈谈。"蒂埃里想看看，他能不能当面原谅这个男人。当时他还不到 19 岁。

当然，我问了蒂埃里那个人说了什么。"他说他很抱歉，非常抱歉。是政府让他们这么做的。"

蒂埃里说，他当场就原谅了那个人。

过去 25 年里，我非常幸运，一次次遇到各种各样的人，让我一再重拾破碎的信仰。在一个仅凭谎言——这些谎言本应被监督部门留意到，或者被那些本应揭露政客谎言的记者识破——就能发动伊拉克战争的世界里，我遇到了像蒂埃里这样的人。在这样一个包括我们的国家在内的那些非常强大的国家可以密谋推翻海地平权民主的世界里，我遇到了像洛文斯基·皮埃尔－安东尼这样的人。

在一个复杂型医疗服务被认为对穷人来说"性价比不高"的世界里，我遇到了来自布莱根妇女医院的护士和外科医生。就在上个月，他们在卢旺达进行了免费的心内直视手术。在一个公共利益被私有化逐渐削弱的世界里，这些服务本该是所有人享有的基本权利。我能够和那些相信非洲农村公立医院也值得拥有美丽场所和干净空间——甚至锦鲤池塘，值得拥有各种物品、训练有素的工作人员，以及所有走进医院的人都应该得到免费护理的那些人一起工作。我还和种族大屠杀中的幸存者一起工作，他们愿意帮助重建监狱内的诊所，即便那里主要服务于导致他们家人死亡和为大规模杀戮负责的人。

在那里，我回到了一种灵性状态，这种灵性汲取了我们周围世界中所有的脆弱和饱受威胁的美丽，而不去关注人类对彼此所做过的最糟糕的事情，只关注最好的一面。正义精神引导我们走上一条不同的道路，而不是报复、残忍和冷漠的道路。我们能做些什么来恢复、重建一个破碎的世界？在一个穷人尤其容易受到暴力和无休止侮辱的世界里，我们可以做些什么来促进和平与美丽？

当然，这些问题都带有一定的隐喻色彩，但它们既富有精神意义，又无比务实。

最后，我要特别指出，它们本质上都是关于正义的问题。我承认，长期以来，我对谈论正义问题比对灵性话题感到更自在。那是因为我看到，在我们这个富裕的、常常带有霸权色彩的国家，信仰和灵性的观念被扭曲了，这个国家曾发动过非正义战争——甚至还被称为"十字军东征"。我觉得，我的信仰和我们这个国家所展现出的离得太远了。

所以，当我在卢旺达飞往美国的途中写这篇讲稿时，我很困惑该如何收尾。但就在上周我回来后，收到了吉姆·沃利斯（Jim Wallis）寄来的一本书，他是一位自称"进步派"的福音派传教士。过去几天，我读了他的《大觉醒》，它帮助我打消了在一个极度不公正的世界中援引信仰和灵性的权利的疑虑。他的神学缓解了我的焦虑："当今世界上有两大渴望，对灵性的渴望和对社会正义的渴望。整个世界都在等待两者之间的连接，尤其是新一代人。对灵性的渴望将赋予对公正的渴望以力量。"[16]

除非我们将灵性与正义，以及在这个十亿人缺乏足够的食物、清洁水和充分的医疗保健的世界中所需的善行连接起来，否则，我们对于正义将毫无作为，只有空洞的信念。

对于眼前正在发生的巨变，以及有机会实现一种正义与平等的灵性，我怀有和你们一样的乐观态度。我很荣幸今天能来到这里。

谢谢你们。

让希望与历史押韵

普林斯顿大学，毕业典礼
2008 年 6 月 1 日

这是一个非常规的开场白。在法庭之外，我请求你们的理解。但说真的：非得让我和史蒂芬·寇贝尔竞争吗？请不要告诉我，其实所有毕业生都期待台上的是寇贝尔，而我只不过是教职员工和行政部门强加给你们的。去年，谢默斯·希尼①不得不在比尔·克林顿之后发言，但希尼是一位获得过诺贝尔奖的诗人，两人都拥有能言善道的天赋。因为这里是普林斯顿大学，而不是我任教的某个小型社区大学，我也不奇怪毕业典礼演讲者最终是一位学者而

① Seamus Heaney，著名爱尔兰诗人、散文家和翻译家。曾获诺贝尔文学奖、美国国家图书奖等多个荣誉。

386

不是艺人。但这还是让我感到紧张和谦卑，在你们穿过菲茨-伦道夫大门①之前，我的演讲是你们在这里听到的最后几个演讲之一。换句话说，我非常认真地对待这个机会——尽管我毫不怀疑，发明了魁地奇和霍格沃茨，而且据说已经从全职妈妈变为英格兰最富有女人的那位哈佛演讲嘉宾，同样会感到紧张。

所以现在你们知道了：为了取悦你们所有人，我必须像希尼一样富有诗意，像寇贝尔一样有趣，像克林顿一样迷人，像 J. K. 罗琳一样富有创造力（环顾四周，霍格沃茨的诞生很可能是以普林斯顿为灵感的），而又要像俳句诗人一样表达简洁。

还有些其他原因让你们对我友好一些：作为普林斯顿荣誉学位这一荣耀的所有者，严格来说，自 2006 年以来，我一直是这个非凡大家庭的一员，这就是为什么我奇怪没有人在我的

---

① 普林斯顿大学的主要入口和标志性建筑之一。有一个传统说法是，学生在毕业前不会完全穿过这扇门。

房间里放一条橙色的领带①。此外，我会尽力讲得简洁，希望这些观点不会被昨晚和今晚的狂欢完全抹去：我今天面容憔悴，完全是因为帕尔默楼②晃了几个小时，我想应该是因为烟花，而不是什么空中导弹。[17]

同样，为了向普林斯顿大学致意，我将引用希尼的一首著名且激励人心的诗，来向2006年的演讲者致敬：

> 历史说，不要寄希望于坟墓这一边。
> 但是，一生一次，
> 对正义浪潮的渴望升起，
> 而希望与历史押韵。[18]

亲爱的毕业生，这些就是你们需要做的，如果要拯救我们这个脆弱、美丽、正受到威胁的世界，你们需要做到让希望与历史押韵。而

---

① 橙色是普林斯顿的代表色之一。
② 帕尔默楼（Palmer House），普林斯顿大学的一座历史建筑，曾是新泽西州州长的官邸。

且，作为当前正在兴起的更广泛运动的一部分，你们可以做到。我非常清楚这一点。

由于我是一名医生和一名人类学家，人们可能会期望我为这种乌托邦式的愿景开出处方。但是我做不到。我今天能做的，是提供一个愿景——如果我们共同努力，把这个国家和这个世界变成一个更美好、更友善的地方，并规划出要做哪些努力来确保你们，亲爱的2008届毕业生，不会最终去管理一个区分有产者和无产者的暴力世界，想象一下这样的未来会是什么样子？这样一来，你们就不必将自己与饥饿和生病的人隔离开来，他们和学生们一样，都是我关注的对象。这样一来，当你们打开电视时，就不用再听到"先发制人的战争""附带伤害"或"恐怖主义"之类的词汇。这是我们目前的前进方向，而我们需要改变方向。

不可思议的是，我是从约翰·麦凯恩那里得到了关于愿景的灵感，这肯定是我从他那得到的唯一想法。我最近都躲在酒店房间里，一边看着 CNN，一边盯着空白的电脑屏幕，而上面只有"普林斯顿"这一个词。理论上这不是写一篇演讲稿的明智方法，但灵感总会以某种奇怪的方式出现。那位令人尊敬的总统候选人正在电视里发表演讲，应该是在俄亥俄州，他给出了一个关于我们国家在他的第一个任期后会变成什么样子的愿景。（说句题外话，对于这些所谓的"愿景／幻觉"，医学上有专门的术语，也有治疗它们的药物，但我知道在毕业典礼演讲上表达党派倾向是违反规定的。）

那么，想象一下你们二十年后回到普林斯顿团聚时的情景。如果希望与历史实现了押韵，世界会成为什么样子？

别担心，普林斯顿每年仍会被评为全美最佳大学，而《美国新闻与世界报道》2028 年的排名只会评估"普林斯顿大学以外的学院和大学"。蒂尔曼校长①将希望能够回到她的实验

---

① 雪莉·蒂尔曼（Shirley Tilghman），普林斯顿大学首位女校长，世界著名分子生物学家。

室——她已经筹集了 15 万亿美元，这样捐赠基金与学生人数的比例将会是，哦，每个学生 1 亿美元。但不会有人让她回到她的实验室中。普林斯顿的学费将和提前录取的学校水平一样。师生比例初看还是一样的，但实际上是相反的：每个学生都会有十几位资深教授组成的私人教师团队，可以随时为其服务。大多数本科生在大三时就已发表大量文章；45% 的人会为在这里的发明申请专利，然后让这些发明为所有有需要的人所用。即使是助教，也需要至少两个博士学位，才能在课堂上向本科生授课。"尼克松的鼻子"还会是"尼克松的鼻子"[19]，普林斯顿著名的极限飞盘比赛的第 16 号洞也将继续存在。当然，饮食俱乐部还在这里，但会变得更开放，并且提供由法国大厨准备的烧烤品尝菜单。（我的这些功课做得怎么样？）

但是，在这片幸福绿洲之外的世界呢？如果希望和历史开始押韵，如果渴望已久的正义浪潮终将席卷我们，这个世界将会变得与众不同而且更加美好。它会是什么样子?

"正义"这个词的使用方式多种多样,而且常常彼此矛盾。我们中的一些人看到两个广泛且可能互补的正义运动每天都在发展:环境运动和社会正义运动。尽管它们有数以千万计的追随者,但往往不会留意彼此。如果它们能够真正起到互补作用,如果它们在我们国家和其他国家生根发芽,那么我相信,这个世界将会变得更加美好。它不会以一种随意的方式改变——因为改变正在发生,亲爱的毕业生们——而会以许多今天毕业的人所希望的方式改变。

环境正义会是怎样的呢?我只能想象,到了 2028 年会有哪些新的技术进步。在这个乌托邦式的愿景中,经济会是绿色的;与 2010 年石油价格达到每桶 250 美元的糟糕日子相比,我们的碳足迹显得微不足道,最终是对可替代清洁能源的严肃承诺。地球上的人口当然会增长,但不会保持我们现在看到的那种速度:人类将不再因流行病或战争而遭到屠杀。一个世纪以来，亚马逊雨林将首次出现扩张，而不是缩小。象牙喙啄木鸟将在美国东南部随处可见，其他几种可能已灭绝的物种也将重新出现。刚果将回归和平，数十万人的生命得以被挽救，数千只山地大猩猩将在边界另一侧心满意足地嚼着竹子，就像它们今天在和平的卢旺达所做的那样。海地将率先采用绿色技术，该国一半地区将被重新造林，因为那里的穷人不用再被迫砍伐树木为家人做饭。随着侵蚀速度的减缓，以及美欧农业补贴因不公平和适得其反而被取消，海地将在粮食安全方面获得极大提升。农业补贴法案将成为博物馆中的藏品。乞力马扎罗山顶部还会有冰雪，正如格陵兰岛仍将是白色冰川，冰岛将保持绿色。佛罗里达和孟加拉国都不会被海水淹没。

至于正义呢？我们的国家将承认，正义不是而且永远不会是盲目的，并将采取措施逐步减少我们的监狱人口——2008 年，我国的监狱人口是全世界人均最多的。二十年内，我们将找到监禁的替代方案，并通过司法系统与种族主义作斗争。那些靠监狱私有化大发横财的公司都将倒闭。随着我们国家的经济转型，监狱中的许多公民将获得一份不错的绿领工作。

死刑将被废除，不仅在美国，而且在世界上其他一些地方也可能会发生。我们的国家将在签署《京都议定书》时加入国际刑事法院。哈罗德和库马尔①经由普林斯顿去了怀特堡，除了作为游客，他们将无法以其他身份进入关塔那摩，因为那里的美军基地将被关闭并被改造为植物园。该岛将不再有旅行限制。

在全球范围内，酷刑将被彻底禁止。"水刑"一词的含义将会变化，用来指那些没有肥胖和糖尿病的快乐孩子沉迷的海边娱乐活动，而不是像在 2010 年，很多孩子都是此类患者，但这并不是他们自己的错。剧集《24 小时》可

---

① 《哈罗德与库马尔》系列电影中的角色，以幽默和冒险闻名。

能仍在播出，但它会被放到科幻频道，和《太空堡垒卡拉狄加》一起出现在上面，已经更新到了第二十五季。

那么，社会正义运动呢？当你们离开这个避风港时，在著名的普林斯顿荣誉守则之下，你们将以什么为荣？难道我们不需要一个荣誉守则，来给这个星球和所有生活于其上的人以荣誉吗？

我们当然需要，以及下面是对乌托邦式未来的另一种展望。

到 2028 年，伊拉克战争早已结束，我们的军队和基地人员将返回家园。大多数退伍军人都会上大学；持有绿卡的人将与其他人一样，享有作为公民的医疗保健权利。我们国家的一位领导人（这里不具名）——他看起来总是脾气暴躁，不是个好的狩猎伙伴——最近用一个词回应了大多数美国人反对战争的声音："所以呢？"但在他之后的政府将发现美国民众的观点对于制定我们的外交政策更为重要，并将在联合国的支持下参与区域谈判，以结束伊拉克冲突。联合国顶部的二十层楼还在；战后暴跌的哈里伯顿股票于 2028 年后开始回调，因其主要活动包括支持整个新兴非洲经济体中的妇女合作社。哈里伯顿公司的 CEO 届时将是一个受过普林斯顿大学教育的卢旺达女性，常常坐飞机往返于基加利、北京和美国。在得克萨斯州时，她能够讲流利的英语和西班牙语。

卢旺达不仅将摆脱贫困——在其境内消除疟疾、霍乱和艾滋病——还将给苏丹带来和平，以及向该地区的其他国家和两个欧洲国家提供发展援助。卢旺达商界女性将帮助许多欧洲企业重塑，让它们变得更绿色、更有竞争力，并且不只关注产品，也关注生产它们的人。一个新的达尔富尔将举办夏季奥林匹克运动会，在维和部队的帮助下，在 2009 年阻止了可能是世界上最后一次种族灭绝事件。沙特阿拉伯的女性将拥有驾照，同时，她们很难留住菲律宾或约旦的随从，因为这些国家将是稳定和富裕的。

在这些地区，男人会帮忙做家务。

核扩散也将停止。爱因斯坦可能相信也可能不相信来世，但在某个地方，也许在帕尔默楼的上空，他会微笑着看到，2028年，每个国家，包括已经解散的安理会成员国，都会开始真正解除他们的核武库。等到本世纪第三个十年结束时，"集束炸弹"和"地雷"这两个军事术语会成为有点过时但有时带些隐喻色彩的词汇。

到2028年，持续数十年的社会不平等加剧趋势会得到逆转，世界上增长最快的五个经济体中，四个会在非洲。其中之一将是卢旺达，其国内生产总值将高于新加坡。到2028年，随着卢旺达成为非洲大陆的高科技领导者，公平贸易中咖啡和茶的地位将让位于IT产业。

进入21世纪的头四分之一，医学和医疗保健都将蓬勃发展。因为普通人的寿命更长、生活得更好，医疗保健的费用也会下降。社会安全网将不会成为禁忌话题。到2028年，雪莉·蒂尔曼将在老年组完成波士顿马拉松比赛，穿着奇异的橙色氨纶衣，成为第一位不到三个小时就完成这项赛事的常春藤盟校校长。哈佛大学任职时间最长的校长德鲁·福斯特将紧随其后。那一年，在禁止使用所有兴奋剂的情况下，自行车手、前杜克大学校长柯念兰将赢得环法自行车赛老年组冠军。这个人们所称的"三人帮"，将和我们国家的很多人一起，推动现代研究型大学在与世界上（包括本国）贫困人口接触和互动方面更进一步。

2008 届毕业生们，这是我的愿景。我希望在场的各位医生不要拿出处方本给我开些治疗精神病的药物。这些美好的事情究竟如何能实现呢？必然不是通过一厢情愿的想法。但希望这些改变发生是疯狂的吗？对于 2008 届毕业生来说，期待获得比以往更好的东西很疯狂吗？寻求希望与历史的押韵很疯狂吗？想象一下 19世纪早期的一位毕业典礼演讲者，劝告年轻的美国人或英国人废除奴隶制。想象一下 20 世纪初的演讲者在推动普选，认为成年人就是成年人，不分种族或性别。想象一下 1993 年——也就是不久之前——的一位演讲者辩称南非的种族隔离制度不仅是对权利概念的侮辱，也是对现代性本身的侮辱。想象一个像我们这样的国家从 2028 年回顾过去，发现就在不久之前，女人或黑人不太可能被选为国家元首，并觉得这有些离谱。想象这样一个世界，全球安全网能让我从事的这类工作变得更容易，因为我们不必在自然灾害发生后或在不公平的贸易规则破坏了贫穷国家的粮食安全后，乞求、借用和偷窃药品与物资。一个每个孩子都有权上学的世界。一个清洁水不是瓶装私有品，而是地球给所有居民的馈赠的世界。

为了让希望与历史押韵，我们需要发起或持续发起一场社会运动。要推进任何权利议程，推动任何真正带来进步的计划，我们都必须成为运动的一部分。我们得上车了。

当然，"上车"是个隐喻。究竟是要参与

什么？和在座大多数人一样，我曾经住在旧巴士里。好吧，你们可能不曾住在旧巴士里，但在许多年里，我和我的其他七个家庭成员，还不算上狗，一起住在一辆旧巴士里。这辆旧巴士曾经用于阿拉巴马州伯明翰市的结核病筛查计划。随着结核病对公众健康的威胁越来越小，该市和其他地方公开出售了他们的移动筛查设备。我父亲向来对此类消息很灵通——他曾用 288 美元从美国军方那里购买了一辆迷彩汽车——并且中标了上述这辆旧巴士。他向我们保证，这辆车只是用于度假，但在我们意识到这一点之前，我们八个人就已经住在这个不足 9 平方米的空间里了。

我现在明白，我从旧巴士上的生活中学到了很多。我学会了如何与我多元化的大家庭相处。最终，我也学会了不要因为我们与其他家庭不一样——没有住在房子里，甚至没有住在拖车里——而感到尴尬。是的，旧巴士教会了我很多。

当然，我提到所有这一切都是一种隐喻，指向的是你们 2008 届毕业生要开展的环境和社会正义运动。我们都需要踏上这辆巴士，并在车上停留一会儿。对我来说，则意味着重回那辆巴士上，但没关系：很高兴能和你们在一起，坐在后排，看到你们这一代人正驾驶着巴士一路前行，尽管困难重重，但将迎来更美好的时光。

这就是我今天给大家的分享。驾驶这辆公车是你们的职责。让希望与历史押韵是你们的职责。这是个沉重的责任，但你们可以承担它：我们知道普林斯顿大学毕业生意味着什么。你们将成为学者、科学家、医生、律师和商业巨头。你们会成为政治领袖。无论你们在接下来的二十年里做什么，都可以成为其中的一部分，成为让这个星球上的生活更安全、更可持续、更公正的事业的一部分。

这个伤痕累累但仍充满美好的世界的居民需要你们，2008 届毕业生。让这波期待已久的浪潮，冲洗掉这个世界上的一些问题，清洗伤口，滋养地球，让地球上的所有居民都有机会过上在前方等待着他们的美好生活。

祝贺你们，由衷感谢你们今天邀请我来到这里。你们比自己所想象的更让我受到激励和鼓舞。

指挥家本能 ①

波士顿大学，马丁·路德·金日庆典
2009 年 1 月 19 日

我有一个梦想

人人都知道马丁·路德·金博士这句最著名的话。1963 年，他在华盛顿购物中心发表演讲时说了这句话。近来很多人都在想这件事，因为另一件事也很快将在华盛顿发生，并可能会被用来确认大多数美国人在经过数十年的努力、教育和改革后，"不再以肤色，而是以品行"来评判彼此。

---

① Drum major instinct，通常指人类天生渴望成为领袖或引领群众的本能，类似于乐队中的鼓号手，通过发出声响来指引或引领其他人。这一概念源自马丁·路德·金的演讲，他认为这种本能可以激励人们为了共同利益而奋斗，也可能导致权力滥用和自我陶醉。

今天，我受邀回顾金博士的另一篇演讲，虽然不及《我有一个梦想》那么出名，但它对美国历史上的这一周和这一刻有着深刻启示。在这个世界各地的人们都在纪念他的日子里，我很荣幸能在金博士的母校发表演讲。尽管我的讲话涉及世界范围内为实现作为人类的全部承诺而进行的斗争——那些理论上不可剥夺但实际上远未获得的权利——但在巴拉克·奥巴马总统就职典礼前夕，我将毫不掩饰这些话对美国人的意义。

今年的马丁·路德·金日庆典和新总统就职典礼在时间上很接近，这非常合适。我敢打赌，明天我们不仅会听到林肯的名字，还会听到金的名字。两者都教给我们很多东西，而且都构成了向正义弯曲——无论进程多么缓慢——的历史弧线的一部分。随着林肯沉思的大理石形象见证仪式的进行，马丁·路德·金的梦想也会在今天和未来在我们的心中占有一席之地。

1963 年，金博士在国家广场演讲中描述的梦想是关于平等的。《指挥家本能》是金博士 1968 年在伊本尼泽浸信会教堂①的最后一次演讲，其内容是关于领导力的。这两个演讲的内容难道不是背道而驰吗——平等是面向所有人而言，而领导力只适用于少数人？但正如金博士分析的那样，他所谓的"指挥家本能"是一种渴望，这种渴望可能是我们所有人与生俱来的，渴望领导力所带来的表扬和认可。谁没有幻想过成为领导者，无论是作为行进管乐的鼓队队长，还是在运动中引领他人或成为部门负责人，甚至担任一个有缺陷但有前途的民主国家的总统？这些角色满足了我们对掌声和认可的渴望。但金也看到了领导力的阴暗面。他坦率而诚实地谈到了"攀比心理"和努力通过物质优势给人留下深刻印象的内在危险。特别是，

---

① Ebenezer Baptist Church，位于美国佐治亚州亚特兰大市的一座历史悠久的基督教教堂，马丁·路德·金和他的父亲曾在这里担任牧师，这座教堂也是美国民权运动的一个象征性场所。

他注意到了追求卓越和个人效能会损害所有人的平等和正义这一更广泛目标的危险。

金博士现在是美国偶像。但我们不能忘记，在他的那个时代，他是个有争议的人物——甚至在他的支持者中也存在争议，他们并非总是能够理解他要做什么，或者他的计划中各个部分是如何相互配合的。如果说在 1968 年，一些人可能难以理解金博士对神学的思考或对遥远的越南贫困人民抗争的反思的复杂性，但对我们任何人而言，都不难认识到过度的个人主义和竞争心态对集体利益的潜在危害。我们能在《指挥家本能》中看到自己的影子。科丽塔·斯科特·金①要求在他的葬礼上重读这篇演讲肯定是有原因的。因为在这篇演讲中，金博士——诺贝尔奖获得者和数百万人心目中的英雄，有先见之明地提到了他自己的葬礼，并要求不要提及他获得的许多奖项和荣誉。他只希望提到，

---

① 美国著名民权活动家和歌手，马丁·路德·金的妻子。一生致力于争取平等和公正，并积极支持非裔美国人的民权运动。

他努力"喂饱饥饿的人","让赤身裸体的人衣能蔽体","在（越南）战争问题上持正确立场"，并"热爱为人类服务"。

为饥饿的人提供食物、让赤身裸体的人衣能蔽体、捍卫和平、热爱为人类服务——这些问题是普适而超越时代的，是任何医生在卫生权利方面可能怀有的理想的核心。它们恰恰是经济动荡时期用来指导公共政策和私人行动的优先事项。我们如何在不让它们服务于我们自身追逐荣耀和赞赏的情况下，实现这些目标？今天，2009 年 1 月 19 日，聚集在波士顿大学的我们，如何融入一个超越我们自身的更大的计划中？对于我们所有人而言，如何凭借我们的领导力和号召力，实现一场可能使我们超越自身根深蒂固的指挥家本能，而又不抑制对成功的渴望的斗争？究竟该怎么做？

如果马丁·路德·金今天能和我们在一起站在这里，他肯定会为明天将要在我们国家首都发生的事件①而感到高兴。但他不会将就职典礼这一重大事件视为斗争的结束，而会将其视为一个开始、一个契机和可以引入更广泛社会正义议程的一个空间。在提出这一主张时，我确实也不会声称认识金本人，虽然我确实在伯明翰住过一段时间。他去世的时候我只有八岁。但他的演讲、布道和行动让我们坚信他对正义的主张——奥巴马获得要职本身不会证明这些观点的正确性，除非这一职位被用来追求我们国家和整个世界的更公正的愿景。同样，金博士对基于谎言进行的战争的看法也毋庸置疑：仅仅公开反对此类战争是不够的，即便是以权势者的立场发声。

如果马丁·路德·金在他的生命尽头有一个梦想，那就是更激进的公平之梦。正因如此，像其他许多为正义信仰而殉道的高尚人士一样，他从未消逝。马丁·路德·金的伟大梦想，那

---

① 指奥巴马总统就职典礼。

些在他生命最后几个月清晰展现出来的梦想，正是我们在这样一个非常时刻所需要的，我们需要用它们来激励自己。

梦想还是噩梦？

在这类庆祝活动中，在这样充满希望和危险的时代，我们可能会忘记摆在我们所有人面前的艰辛工作。在《伯明翰监狱的来信》中，金博士有句名言："我们这一代人终将感到悔恨，不仅因为坏人的可憎言行，还因为好人的可怕沉默。"正如好人的沉默导致了近年来的一些过激行为——在我看来，这些行为不仅包括伊拉克战争，还包括海地民主再次被推翻，以及我们在自己国家的医疗保健权利问题上令人震惊的沉默——也同样是这群好人曾集体呼吁，承诺要改变一切。你们中的许多人会认同：即使在今天，面对要做得更好的承诺，我们依然在用响亮而乐观的合声，来掩盖对这份承诺的可怕沉默。当然，我听到了学生们的大声呐喊！

我们当然知道，仅凭良好的意愿完全不足以完成这项工作，就像不情愿地勉强维持进展一样。在金去世后不久，我离开了喧嚣的阿拉巴马州，我仍然记得和我的五个兄弟姐妹在佛罗里达小镇上等校车的场景。吉姆·克劳法①已被废除。在被人们充当公交车站的加油站，有两个卫生间分别被贴上了"男"和"女"两个标志，但在标志上方，仍然可以辨认其他词语那幽灵般的阴影，提示着不久前刚刚被抹掉的不同进入准则。这个场景和马丁·路德·金在华盛顿的富有颗粒感的黑白照片一样，深深刻在我的脑海里。

吉姆·克劳法的污点，其本身就是奴隶制的遗产，就像美洲原住民的命运一样，将永远伴随着我们。但自从马丁·路德·金做出巨大牺牲以来，我们所看到的发生的如此巨大的变

---

① "Jim Crow"，历史上用来指代美国南部种族隔离法律和制度的术语，源自名为"Jump Jim Crow"的音乐舞蹈。

化，背后传递了什么信息？或者说，从 1992 年开始，神学家詹姆斯·孔恩就写下了《马丁、马尔科姆和美国：梦想还是噩梦？》这本书[1]，在其中，孔恩并没有问我们已经走了多远，而是问马丁·路德·金和马尔科姆·X[2] 的愿景最终如何能够实现。

两人都以自己的方式为社会正义这一愿景而战。马丁·路德·金在斗争中采用了甘地式非暴力的思路，并因此在运动中受到一些人的批评。在很多方面，他都被证明是正确的。马尔科姆不太愿意将斗争限制在非暴力抵抗，他的影响也比较复杂。但否认他是正义和社会变革的力量是不正确的。

白人至上主义的幽灵渐渐消退，无论在这里还是其他地方。在 20 世纪 60 年代，将马

---

[1] *Martin & Malcolm & America: A Dream or a Nightmare?* 一本关于马丁·路德·金和马尔科姆·X 两位黑人民权运动领袖以及美国社会历史的书籍。

[2] 美国历史上一位重要的黑人民权运动领袖和伟大的演说家，1965 年在纽约的一次演讲中被枪杀身亡。

丁·路德·金带到这里演讲的情境，和让奥巴马明天走上国家广场演讲台的情境之间的差异显而易见，而且值得庆祝——正如我们这两天所做的。但某些方面，全方位的社会正义斗争还处于起步阶段。和任何人一样，马丁·路德·金很清楚这一点，尤其是在他走向生命尽头的时候。

权利和社会正义

在某些方面，金已经像其他标志性领导人一样，成为我们投射希望和抱负的载体。我们即将上任的总统也会一样，这将是一份沉甸甸的责任。如果我们不把金当作一个象征，而只是关注他自身的变化，就会发现，从 1963 年至 1968 年那几年，他在知识、道德和政治道路上持续进步。毕竟，有神学家马丁·路德·金，有博士生马丁·路德·金，有传教士马丁·路德·金，有全国领袖马丁·路德·金，有诺贝尔奖得主马丁·路德·金，还有穷人运动领袖马丁·路德·金。正如人们所说，他拥有所有这些身份。当他警告人们需要提防指挥家本能时，他知道自己在说什么。他一直在改变、成长和学习——并时刻提防自己有任何企图获得荣誉、掌管一切、将社会运动视为个人附属品的倾向。

在纪念金博士时，我们需要尊重他自身的轨迹和成长，而不仅仅是他的名字最终呈现的种种形式——邮票、纪念碑，或是历史书中的某个章节。我们需要承认，他始终朝着同一个目标努力：为所有人争取社会正义，与贫困作斗争。他在 1967 年写道："贫穷的诅咒在我们这个时代没有任何正当理由存在。现在是我们通过彻底、直接、立即的方式去消除贫穷，开化自己的时候了。"[20]

在他最后的布道演讲中，他谈到了饥饿者、衣不附体者、无家可归者、缺水的人和弱势群体。在其他场合，他以一种任何医生都理应理解的方式，明确谈到了健康差异。"在所有形式的不平等中，"他说，"公共卫生方面的不平等是最令人震惊且最不人道的。"[21] 这种形式的不平等，在我们有生之年会得到解决吗？

他说到了当时的重要议题。关于越南战争，他说道："越南的炸弹在家中爆炸；它们摧毁了建设一个体面的美国的希望和可能。"[22] 他出于若干原因反对这场战争，但其中最重要的原因也许是，他认为所谓战争的正当性，其实是带有欺骗性的：

我们对于死亡其实越来越有一种玩世不恭的态度，因为他们（驻越美军）即便在那里待的时间很短也能够明白，我们声称为之而战的任何事情，都并没有真的发生。不久之后，他们就会知道，是政府把他们卷入了一场越南人民的斗争中，更精明的人肯定会意识到，我们站在富人和安全地带这一边，却为穷人创造了地狱。[23]

马丁·路德·金还认为，投入战争的那些资源应当用于消除贫困。他认为，"年复一年，在军事防御上的花费，比用于计划改善社会更多的国家，正濒临精神上的死亡"。[24] 在表达这些观点时，金并不是想赢得一场民意竞赛。相当一部分以前曾赞扬金的主流媒体，转而对他的这些抗议之声表示反对。《生活》杂志将带有这些观点的演讲称为"煽动性的诽谤，听起来像是河内电台的脚本"[25]。《华盛顿邮报》则认为这"削弱了他对自己的事业、国家和人民的价值"。[26] 如果不加以控制，指挥家本能很可能导致金去迎合主流媒体、报纸、杂志和电视节目的立场，而几年前它们还在为他的观点喝彩。

关于饥饿，他曾说："我开始思考这样一个事实，我们每天要花费数百万美元来储存我们国家那些过剩的食物。我对自己说，'我其实知道我们能够在哪里免费储存这些食物——在亚洲和非洲、南美以及我们自己国家的数百万上帝的子民那干瘪的肚子里，他们今晚可能就要饿着肚子睡觉。'"[27]

这并不是什么古代历史。难道我们今天还不需要阻止非正义战争的发生吗？为什么要去轰炸平民？难道这不值得我们去思考社会正义，或在全球范围内因饥饿而引发的城市暴动等问题吗？在金融危机中，难道我们不需要反思金曾提出的观点："真正的同情心并不是向乞丐扔一枚硬币……（真正的同情心）来自意识到一个产生乞丐的制度需要重建。"[28]

接受庆祝的需要

今天这个发言也可以以责备或其他负面的语气来结束。我本可以提醒你们所有人，金博士愿意为自己的信念而死，临危不惧、勇敢从容地面对死亡。我本可以坚持认为，我们仍然面临不公，甚至是种族上的不公，我们取得的进展太少。我本可以只强调错误之处，而不提及那些正确的、有希望的和崭新的方面。

但我今天选择不这样做。

今天，我们在一起庆祝马丁·路德·金的生平和遗产。我们为他的勇气、他对指挥家本能的抗争而庆祝。如果没有这种本能，他就无法追求他的职业或使命。如果没有这种本能，他也就不会进监狱，不会勇敢而直接地向数百万人讲话。但金博士也意识到了试图把自己置于他人之上的风险，正是出于这点及其他考虑，他努力将自己扎根于这个国家和其他地方的穷人的斗争中。也正是出于这个原因，用我们今天的说法，他从未成为一个商业化的"品牌"。

这样一个人会给我们所有人以启发。在获得诺贝尔奖多年后，他仍寻求学习和成长。他愿意做一个挑战传统观念的人，即使这激怒了他的一些支持者和许多酒肉朋友。让我们为马丁·路德·金的乐观态度而庆祝。他从不会放弃相信人类的前景。容易犯错的人性和他所信仰的上帝一样，一点一滴都成为他的灵感来源。救赎总是可能的。他警示说，"我们必须接受有限的失望，但永远不要失去无限的希望"。[29]

最后，我们需要学会承认并利用我们每个人都拥有的指挥家本能，即成为大人物和成功人士的冲动。如果不是因为那种冲动，我们当中有谁今天会来到这里，进入这个国家最伟大的大学之一？至少我知道，我不会作为医生和老师出现在这里；奥巴马不会成为我们国家的第44任总统。但金的救赎愿景中最伟大的一点是，它提醒我们每个人都可以在任何时候选择将他人的福祉置于自己的福祉之上。我们所有人都可以为慈悲心、正义和利他主义而努力。我们没有必要拥有马丁·路德·金那样的远见、才能和英雄气概，就能在这项谦卑而必要的任务中取得成功。"每个人都可以很伟大，"金博士说，"因为任何人都可以为他人服务。"[30]

如今，当我们的国家和我们所处的世界正在面临金融危机、环境灾难、战争和日益严重的不平等的时候，是时候去服务他人了。是时候关心受压迫者或不幸者了。是时候去做许多波士顿大学学生已经在做的事情了：发挥深厚的同情心和团结精神，最重要的是，参与到让世界更安全、更公正、更人道的行动当中。如果这些也是出于指挥家本能的行动，我们不必为此感到烦恼。

每个人都可以很伟大，因为任何人都可以为他人服务。

谢谢大家。

作为政策的陪伴

哈佛大学肯尼迪政府学院，毕业典礼

2011 年 5 月 25 日

公共卫生领域的英雄之一鲁道夫·魏尔肖曾提出，"医学是一门社会科学，而政治不过是宏观意义上的医学"。[31] 那是在 1848 年，我非常高兴，魏尔肖的观点后来被广泛采纳了。无论如何，我很高兴受邀在肯尼迪学院发表毕业典礼演讲，治理和政策是你们研究的核心范畴。

虽然我是一名医生，但过去这两年来，面对扩大规模过程中遇到的困难，我学到了很多——从照顾个别患者，转向在贫困和混乱环境中建立卫生系统。放在几年前，建立卫生系统正是我自认为最熟悉的领域。但 2010 年 1 月的地震夺去了如此多海地人的生命，摧毁了太子港的大部分区域。这是一个令人沮丧的提醒——我们仍然缺乏必要的能力，来将善意和资源转化为对自然和非自然灾害的有力回应。今天，我将主要反思在海地获得的经验和教训。但我相信，这些教训同样适用于颠覆性变化小得多的环境，包括我们所在的这个城市和这个国家。我也邀请你们和我一起，对目前那些被称为慈善或对外援助的行为进行反思——关于它们的局限性和潜力。我希望今天上午能说服大家，我们应该**从援助走向陪伴**。

***

"陪伴"是个有弹性的词。它具有基本的日常含义。陪伴一个人，就是和他或她一起去某个地方，一起吃饭，一起经历一段有始有终的旅程。陪伴中有神秘、开放和信任的元素。陪伴者会说："我会和你一起，无论你去哪里，我都会全程支持你。在一段时间里，我会和你共命运。"这里的"一段时间",并不是指很短的一段时间。陪伴指的是坚持做一项任务,直到它被认为已经完成——不是由陪伴者,而是由被陪伴的人认定是否完成。

我在哈佛大学任教,也在"健康伙伴"做志愿者。"健康伙伴"是一个我在 25 年前帮助建立的组织。从海地农村到西伯利亚的监狱,再到波士顿的贫困社区,我们一直试图将陪伴作为我们所有努力的基石。在我们工作过的每个环境中,都有一些人需要陪伴:慢性病患者、面临失去或其他长期困扰的家庭(大多与贫困有关,如食物不足或没有居所),还有卫生官员、医生及缺乏从业设备的护士。换句话说,即使是曾经的陪伴者也需要陪伴。只要我们承认,有些人比其他人更需要陪伴,这个概念就不会被淡化。因为每个呼吸着的人,在生命的某个阶段都需要陪伴。

陪伴没有放之四海而皆准的方法,但肯定有一些基本原则可遵循。我第一次听到"陪伴

者"（*accompagnateur*）这个词——在海地语中
指"陪伴的人"——是在 1982 年。那是我大学
毕业的第二年，我来到了海地中部的一个棚户
区——康热。这个故事我已经讲过很多次了，
对我的学生和任何愿意听的人都讲过，但今天
希望能再重复一遍。为什么有一群人会挤在尘
土飞扬的山顶上那个摇摇晃晃的茅草屋里？因
为他们的命运被一个"发展"项目改变，一个
水力发电大坝淹没了一个肥沃的山谷，以改善
下游的农业综合企业，并把电力输送给遥远的
太子港。（建造这座大坝的公司后来被一家名为
哈里伯顿的小公司收购。）实现灌溉和电气化的
目标很有价值。但与我生活在一起的人们，将
这些人的不幸归咎于这个基础设施项目。该项
目在完成时是世界上最大的支墩坝之一，而它
位于世界上最贫穷的国家之一。

　　1984 年，作为一个医学院的一年级学生，
我经常回到海地与社区卫生工作者一起工作；
我们还没有招募到医生或护士，因为我们在康

热的诊所还没建好。当社区卫生工作者在他们的家乡遇到急性疾病患者时，会把患者转介到新建的诊所，十年之后该诊所成为了一家小医院，再后来成为了医疗中心。但我们很早就了解到，慢性病患者，无论是肺结核还是糖尿病患者，他们需要的不仅仅是在临床机构接受短暂的医疗护理，还有长期的社会支持。

我们希望为其提供医疗服务的家庭，通常生活条件都极度贫困。在没有食物、清洁水和足够居住空间的情况下，他们根本无法得到妥善的医疗服务。因此，我们调整了思路，将经济援助和营养保障作为结核病治疗计划的核心，同时培训更多的社区卫生工作者，为这些受影响的邻居提供帮助。这些调整在提升了士气的同时，也提高了患者的治愈率。对这些患者来说，仅仅是从他们的村庄走到诊所，就已经是个挑战，他们还需要交通和儿童看护等方面的协助。你们可能不会留意到，二十年前，我们曾经在呼吸道感染研讨会上发表过一篇论文，但我相信，正是这篇论文为医学界文献引入了"驴租费"（donkey-rental fee）这个概念。[32]

我们将这种复杂的全方位医疗服务称为"陪伴"。社区卫生工作者不仅负责分发药品和保管医疗记录，他们也是病人的陪伴者。而且，我们发现，当良好的临床护理——正确的诊断和治疗计划——伴随着稳定的陪伴时，结核病的预期治愈率将从50%左右提高到接近100%。[33]当20世纪80年代末艾滋病病毒侵袭这些村庄时，正是我们陪伴着这些艾滋病患者。

我们的团队将这一策略带到了罗克斯伯里、多尔切斯特、马塔潘以及波士顿周边其他相对贫困的社区。生活在哈佛一流教学医院阴影下的人们——患有慢性病或不治之症，以及遭受着长期和有时可以摆脱的贫困问题的人们——需要在家中和社区接受医疗陪护，以便按时完成治疗和用药。他们往往很难找到儿童看护服务，负担不起房租，而正是针对这些困难的"陪伴"，改善了他们的临床预后效果。[34]

***

到目前为止，我讲述了一些小型**项目**，这些项目为住在我们工作所在地的人们提供了一些现代医疗服务。然而，经过多年的努力，当我们环顾四周，发现仍然生活在一个每年有数百万人死于可治疗的传染病的世界。医疗和全方位医疗服务能做的只有这么多。最终，一系列的**政策**决定为世界上一些最贫困地区的慢性病（包括艾滋病和肺结核）的诊断和护理注入了新的资源。其中一些想法最初正是在肯尼迪学院与经济学家杰弗里·萨克斯讨论的过程中诞生的，他在 20 世纪 90 年代后期邀请我在这里上课。作为回报，我邀请萨克斯参观了我在海地的主要的棚户区定居点。

于是萨克斯和他的儿科医生妻子索尼娅一起来到海地，了解我们"存在争议的"的艾滋病项目。在"资源匮乏的环境"中治疗艾滋病，为什么会引起争议？答案是：因为想象力的失败。人们认为这些药物用在穷人身上太贵了。《新闻周刊》甚至用一名死于艾滋病的年轻人的照片作为封面，上面的标题是"太穷而无法得到治疗"。然而，据我了解，这并没有引发大规模的愤怒。[35] 尽管人们普遍对此漠不关心，但杰弗里·萨克斯作为一名经济学家，理应对实际成本有所了解，他决定亲自来康热看看。当然，2000 年的康热看上去和 1983 年显著不同：荒漠被树木和绿色所取代；有了学校和医院；简陋的棚屋已经变成了铁皮屋顶的房屋。它远非完美，但比二十年前要好得多。

那次访问期间，萨克斯感到身体不适，而我作为他的医生，建议他快步走到大约两个小时路程外的村庄，那样可能会好受一点。事实上，我差点害死杰弗里·萨克斯。他在烈日下待了五个小时，临床情况并没得到改善。

尽管如此，他还是看到了社区卫生工作者——也即陪伴者——如何对艾滋病患者进行照料。如今这些患者状况良好，可以继续接受现代医疗服务。[36] 这对于海地超越当时所面临的具体挑战具有显著意义，因为不久的未来，艾滋病将成为导致全球年轻人群体死亡的首要传染性疾病。

但是，没有资金支持，便无法将艾滋病预防与大规模妥善护理结合起来。过去十年，资金募集历史并未得到完整记录，但"抗击艾滋病、结核病和疟疾全球基金"（下文简称"全球基金"）这一由萨克斯提出并在 2002 年成形的募资机制，是对抗不必要的痛苦和死亡之路上的一座里程碑。次年启动的"美国总统艾滋病紧急救援计划"（下文简称为 PEPFAR）则是另一个例子。过去这些年，这些努力挽救了数百万人的生命，而其中大部分都是年轻人。

全球基金和 PEPFAR 还开创了先例——终身陪伴生活贫困且面临无法治愈但可治疗的疾病的人们。他们提高了全球健康的标准。尽管这些举措主要针对艾滋病、肺结核和疟疾，但也考虑糖尿病、精神疾病或癌症，这些都是贫困环境所带来的长期而严重的病症。是否可以有类似的基金来对抗这类疾病？比如"被忽视的热带病基金"，之所以取这个名字，是因为尽管这些疾病是全球死亡率和发病率的重要原因之一，却很少被关注。类似的例子还有很多。我们希望全球基金、PEPFAR 和过去十年发起的其他倡议，能够在全球健康史上开创一个更加雄心勃勃的时代。我们同样希望，美国的医疗改革能够推动针对慢性疾病的家庭陪伴，并增加对美国社区卫生工作者的支持。

***

陪伴是个有弹性的词，但不能太有弹性。它不同于付费咨询，或是一次性帮助某些机构或个人的项目。如前所述，陪伴的开始往往比结束更为明确。有一些关于陪伴的神学文献，如果你愿意去查阅一下，就能了解到这个词的拉丁语起源：*ad+cum+panis*，"共进晚餐"的意思。[37]

这个词在解放神学中经常出现。解放神学起源于拉丁美洲，而"健康伙伴"也在那里扎根最深。"健康伙伴"是一个非神学组织，但我们当中许多人都受到秘鲁神父古斯塔沃·古铁雷斯鼓舞人心的工作的影响。他写下了令人信服的"以穷人为优先选择"。[38]

这也成为我们工作中的指导原则：尽管人人都应该得到体面的医疗服务，但那些生活在贫困中的人需要得到我们最多的关注。正如任何流行病学家都会告诉你的那样，疾病做出了一个严酷且有偏见的选择，即优先攻击贫困人群。我们终其一生的工作，都将是陪伴贫困的患者远离痛苦和过早死亡。

当然，这两个理念——优先选择穷人和陪伴——是彼此相关的。在一本关于陪伴神学的书中，罗伯特·戈伊苏埃塔写道："'选择穷人'就是将我们自己**置身其中**，无论生与死，还是为生存而战，都**陪伴**着他们。"[39] 戈伊苏埃塔教授大量借鉴了古铁雷斯神父的著作，专注于在这个国家中对拉丁裔的陪伴工作。他曾指出物理距离上陪伴的重要性：

> 作为同一个社会中的一分子，我们很乐意帮助和服务穷人，只要我们不用和他们**一起**走在他们走过的路上，也就是说，只要我们可以在安全围栏内为他们提供帮助。这样，穷人就可以继续成为我们行动的接收方，而不是能和我们互动的朋友和伙伴。只要我们能够确定不必和他们一起生活，和他们产生人与人的交往……我们就愿意去帮助"贫困人群"——但同样，仅限于可控的物理距离之间。[40]

***

那么，陪伴或优先选择穷人等理念与治理和开明政策又有什么关联呢？让我借助一年半前应对摧毁了海地首都的地震的经验，来试着比较一下传统的"援助"与"陪伴"之间的差别。

地震发生后，许多国家和组织都提供了人道主义援助，而联合国海地问题特使办公室的工作之一，就是跟踪这些救援和重建的援助承诺。以下是一些惊人的数字，特别是如果你们对改善公共卫生和公共教育比较关心的话：在地震后 16 个月内承诺或支付的 24 亿美元中，34% 提供给捐助国的民用和军事实体；30% 提供给联合国机构和国际非政府组织；29% 提供给其他非政府组织和私人供应商；6% 以实物形式提供给未指定的接收者；1% 提供给海地政府。[41] 有几点需要注意。首先，这些资金被用于人道主义救济，而不是重建。其次，很难通过一个废墟中的政府来分配资源：海地的 29 座联邦大楼中有 28 座遭到破坏或摧毁，大约 20% 的联邦政府雇员在地震中丧生或受伤。[42] 天知道我们多么需要后勤，以及在震后第八天驶入海地海域的美国海军"安慰号"医疗船的医疗支援。

但可以肯定的是，我们本可以做得更多，来陪伴在救援和恢复工作中寻求帮助的地方政府。陪伴政策将需要新的外国援助规则。

如果几乎所有的直接救济资金都没有流向海地当局，而且几乎没有重建合同交给海地公司，那么这些援助都去了哪里？[43] 很多都流向了外国承包商和国际非政府组织，它们通常有很高的运营成本。今天，你们中的一些人很快就会领导这类组织。如果你们还没有开始的话，你们将需要找到一种更好的方式，来陪伴我们的发展伙伴。

创造本地就业机会也是陪伴带来的结果。有时，这还包括对苦苦挣扎的公共卫生和教育当局更直接的预算支持、对本地企业的更多支持以及更多本地采购。当然，对资源——工作岗位、有利可图的合同等——的竞争会引发纷争。但某些项目，包括为最贫困人群提供医疗服务和年轻人的教育，应该达成广泛共识并得到支持。

举个例子：我们从早期经历学到的教训之一是，治疗食物摄入不足的病人是很困难的，有时甚至是不可能的。在海地，多达一半的学龄儿童，以及我们在诊所和医院遇到的几乎所有儿童，用如今的术语来说，都生活在长期的"粮食不安全"处境中。有一种治疗急性营养不良的方法——"即食治疗食品"（RUTF, ready-to-use therapeutic food）。"无国界医生"的同行在尼日尔展示了一种神奇而美味的花生酱，它可以挽救大多数中度和急性营养不良儿童的生命。[44] 多年以来，我们在海地中部也使用了类似的配方，来制作我们称之为"营养花生酱"（*nourimanba*，"*manba*"在海地语中是"花生酱"的意思）的产品。与其从国外购买这种酱，我们可以主要在本地采购原料制作。在海地这样一个以农业为主的国家，这个选择很自然。从康热的药房仓库开始，我们很快就建立了一条小型生产线。和在尼日尔一样，我们发现这种神奇的花生酱在治疗中度和重度营养不良方面效果很好。通过努力创造花生市场的稳定供给，也能够减轻当地农民的粮食不安全状况。

我们现在正在建设一个规模更大、有更高食品加工能力的设施。尽管这项工作需要的技能超出了我们团队此前医学培训的范围，但我们找到了许多合作伙伴，包括海地农学家和来自一家美国制药公司的专家。这些努力不仅能够治疗诊所中所有被诊断为患有急性营养不良的儿童，还会创造许多就业机会，并尽可能使用当地生产的原料。因此，它最终不仅实现了"陪伴"营养不良的儿童及家人，也是对当地农民和所有致力于提高海地农村食品加工能力的人的陪伴。

在国际市场上购买即食治疗食品可能更容易。就像许多疫苗的情况一样，如果很难获得或找到原材料，从国外订购可能是唯一选择。但即食治疗食品似乎是个很好的例子——作为一个可以而且应该在当地生产的产品。[45]

另一个例子：太子港综合医院负担着当地

最多的病人，但它的资源和医务人员又太少。甚至在地震发生前，它的员工人数就已经很少，而且普遍工资很低。在1月12日之后的数周和数月内，许多国际团队在综合医院园区里设立了工作点，帮助增强外科手术能力和急性医疗护理能力，并持续跟进患者情况。协调成了一项挑战：不同救援组织有时会争抢空间或医院设备的使用权。但没有人可以否认，救援队在减少震后痛苦和大量死亡方面发挥了重要作用。

然而，即便在许多救灾队员收拾行李准备离开时，医院仍然挤满了需要就医的病人；医院工作人员的工资仍然过低。在这种情况下，我们的团队试图召集一些有兴趣致力于更长期、更艰难的恢复和重建道路的国际合作伙伴，来帮助重建综合医院。美国红十字会同意为医院被困员工提供380万美元的"绩效"工资作为支持。这项工作既困难又进展缓慢：海地的机构往往缺乏大多数捐助方的责任规范所要求的透明度，以及评估平台所需的基础设施（例如电力、现代簿记、会计、计算机等）。而只有通过陪伴的方法，才能帮助开发此类平台，并将它们交由预期受益人管理之下。与红十字会的合作开始显现成效：工作人员的薪酬有所提高，问责机制正在建立。

我们开始相信，这种陪伴——与海地的机构合作并克服中间出现的种种障碍——是帮助解决阻碍海地更好地重建的结构性赤字的最佳方法之一。[46]

***

我一直在谈论陪伴，谈任务的目标设定和后续落地。简而言之，我的经验无非是政策和治理的重大失败，通常是由于**落地的失败**导致的，而**陪伴**可以很好地防止此类失败的发生。

当然，会有很多糟糕的政策；它们通过不同方式给这个世界留下创伤，并且给弱势群体带来伤害。但大多数在肯尼迪学院等机构孕育的政策，并不是糟糕的政策。联合国机构或卫生部制定的大多数政策，也不是坏政策。当非政府组织不厌其烦地制定政策时（这种情况并不常见），它们也不是坏政策。问题在于执行。

当太子港以北被风抚平的科赖尔·赛斯莱斯平原被确定为可能的震后安置点时，数十名建筑师和城市规划师着手制订了数十项计划。但几个月过去了，仍然没有人动工。事实上，甚至没有人去检查这个建议的地点是否适合做安置点。用戈伊苏埃塔教授的话来说，这就是"从安全围栏中部署"，而不是从当地的实际情况出发，导致规划者忽略了该地点恰好位于洪泛区中央这个小细节。任何建造在那里的东西，雨季的时候都会陷入泥泞之中。

当然，**想象力的失败**才是真正带来高昂代价的失败。马尔科姆·格拉德威尔引用了一位工程师在谈到他的前雇主时说的话："施乐被一群电子表格专家所困扰，他们认为应该根据指数来决定每个项目。不幸的是，创造力没有衡量标准。"[47] 善良、体面、社会正义或陪伴，都没有标准。但这并不意味着我们在公共政策和为共同利益的服务不需要这些内容。仅仅因为我们还不能确定陪伴的价值，并不意味着它不能作为一项指导原则。

另一种说法是"当心铁笼子"。大约 25 年前，当我在这里攻读医学和人类学这两个不同领域的研究生时，我去库普书店① 买了一本社会学家马克斯·韦伯的巨著。单是看一眼这本巨著，我的背部和大脑就会开始疼，但书中讨论的主题——理性的"铁笼"如何压制了个体的能动性和创新——至今仍有现实意义。这是通过"常规化"的方式发生的，即理性化的官僚机构逐渐在现代社会中获得权力的过程。这通常是件好事：理性化的程序可以提升效率和公平。阿图·葛文德将这一观点作为他"清单宣言"的核心。[48] 当世界卫生组织启动其针对

① 通常称为"哈佛合作社"（Harvard Cooperative Society），一家位于哈佛大学的著名书店和零售商店。

结核病的直接督导下治疗（下文简称为 DOTS）时——如前所述，直接观察护理在某种意义上是陪伴理念的产物——许多国家（如秘鲁）在控制结核病方面取得了长足进步，这是一种已经存在了几个世纪的祸病。

但是当异常事件——"黑天鹅"——出现时，这种效率形式就会受限。当患者开始感染耐药结核菌株时，DOTS 指南建议他们使用与现有方案相同的一线药物进行治疗。然而，向患者提供他们已产生耐药性的药物，不仅没能帮助他们，反而使耐药菌株的传播失控——通常首先在患者家人和同事（如果这些患者有工作的话）间传播。[49] 这个例子证明了"常规化"方案是把双刃剑：DOTS 的常规化方案首先帮助医疗服务提供者提升了结核病治疗的范围和有效性，但后来却让他们忽略了遏制新出现的耐药菌株传播的必要措施。制度效率的提升，是以降低人类行动者的灵活性、创造性和及时响应问题的能力为代价的。换句话说，随着制度的理性化和责任平台的加强，陪伴的潜力可能会受到威胁。因为正如此前所指出的，它是开放的、平等的、有弹性的和灵活的。

当理性的铁笼导致想象力匮乏时，就会随之带来愤世嫉俗和脱离实际。[50] 在一个技术专长被视为解决所有问题的答案的世界里，我们很容易对陪伴不屑一顾。但仅靠专业知识并不能解决难题。这正是地震所带来的长久而惨痛的教训：我们都在等待被专业知识拯救，但这从未发生。陪伴不会将技术实力置于团结或同情心之上，也不会使人们愿意应对看似无法克服的挑战。它需要合作、开放和你们许多人所珍视的团队合作。展望未来，以开源的视角看待世界，我们可以完成更多事情。无论社会组织、政府机构还是企业，良好治理的理念都应被广泛分享——公共部门和私营部门都是如此。[51]

你们之所以被肯尼迪学院录取，是因为你们已经是领导者，已经有所成就，并且被认为有可能利用在这里获得的技能、知识和想法，

441

为这个世界带来更大影响。我毫不怀疑，你们会认真考虑如何继续前行和更好地去领导。愿陪伴的理念伴随你的旅程，无论这些旅程会带你去向哪里。

一路顺风，谢谢大家。

注　释

引言

1 保罗·法默的许多学术文章都被收录于 *Partner to the Poor: A Paul Farmer Reader* (Berkeley: University of California Press, 2010)。

2 该课程每学期都吸引了数百名学生选修。以该课程为蓝本的《重新想象全球健康：导论》(*Reimagining Global Health: An Introduction* [Berkeley: University of California Press, 2013]）已出版。

3 有关该主题的更多信息，请参阅保罗的著作 *Infections and Inequalities: The Modern Plagues* (University of California Press, 1999)。

4 E. Marseille, P. Hofmann, and J. Kahn, "HIV Pre-

vention before HAART in Sub-Saharan Africa," *The Lancet* 359, no. 9320 (May 25, 2002): 1851−56.

5 Myron Cohen et al., "Prevention of HIV-1 Infection with Early Antiretroviral Therapy," *The New England Journal of Medicine* 11, no. 365 (August 2011): 493−505.

6 UNAIDS, "2012 World AIDS Day Report—Results," (2012), http://www.unaids.org/en/resources/documents/2012/.

7 Henry David Thoreau, *Walden* (New York: Thomas Y. Crowell and Co., 1910), 47.

8 疫苗接种并非完美工具。在扩大疫苗接种的同时，既不能影响患者治疗，也要保障提供清洁水和现代卫生设施。强大的公共供水系统和卫生系统能够阻断霍乱和其他水传播病原体的传播，如伤寒和甲型肝炎，这些病原体夺去了许多穷人的生命，尤其是儿童。保罗和我在《美国季刊》上发表过一篇文章，探讨海地和其他地方对霍乱进行控制的一些因果关系，http://americasquarterly.org/cholera-and-the-road-to-modernity。

9 另请参阅凯博文关于照护的道德维度的著述，如：

"Caregiving: The Odyssey of Becoming More Human," *The Lancet* 373, no. 9660 (2009): 292–93。

10 比如可参见 J. W. Carlson et al., "Partners in Pathology: A Collaborative Model to Bring Pathology to Resource Poor Settings," *American Journal of Surgery and Pathology* 34, no.1 (2010): 118–23; Carole Mitnick et al., "Community-based Therapy for Multidrug-resistant Tuberculosis in Lima, Peru," *New England Journal of Medicine* 348, no. 2 (2003): 119–22; P. Farmer et al., "Community-based Approaches to HIV Treatment in Resource-poor Settings," *The Lancet* 358 (2001): 404–409; Giuseppe Raviola et al., "Mental Health Response in Haiti in the Aftermath of the 2010 Earthquake: A Case Study for Building Long- term Solutions," *Harvard Review of Psychiatry* 20, no. 201 (2012): 68–77。

11 Paul Farmer, "Accompaniment as Policy," Kennedy School of Government Commencement Speech 2011, 见本书《作为政策的陪伴》。

12 比如，许多捐赠者赞成针对特定疾病的所谓"垂直方案"。虽然这些努力可以对抗死亡率和发病

445

率的发生，但它们反映的是在华盛顿或日内瓦的会议室里制定的优先事项，并不一定符合贫困人群的优先需求。通过采用陪伴的方式，"健康伙伴"了解到，针对诸如艾滋病和结核病等主要疾病杀手的倡议可以通过提供基础卫生保健以及"全方位的"社会和经济服务（例如食物保障或住房改善）来改善。夯实卫生系统比应对单一疾病更具挑战性，但在减少死亡和残疾方面，它肯定会带来更大的长期投资回报，更不用说对当地经济带来正向的溢出效应了。

13 Paul Farmer, "Countering Failures of Imagination," Northwestern University Commencement Speech 2012，见本书《对抗想象力的失败》。

第一部分　重新想象公平

1 已故哲学家理查德·罗蒂（Richard Rorty）的观点。参见他在科罗拉多学院 125 周年纪念研讨会"21 世纪的文化：冲突与融合"上的演讲"The Communitarian Impulse"，地点是科罗拉多州科罗拉多斯普林斯（1999 年 2 月 5 日）。

2 Drew Faust, *This Republic of Suffering: Death and the American Civil War* (New York: Vintage Books, 2008).

3 这是 2013 年出版的教科书的主题，可以被视为本书的姊妹篇。参见 Paul Farmer et al., *Reimagining Global Health: An Introduction* (Berkeley: University of California Press, 2013)。

4 正如保罗·怀斯所观察到的，"那些提升 [健康] 社会决定因素价值的人，常常指责临床技术策略是失败的。但贬低临床干预的价值，转移了人们对将其平等地提供给所有有需要的人这一基本目标的注意力。贬低临床护理的作用往往会减轻平等地获得此类护理要求的政策负担"。参见 "Confronting Racial Disparities in Infant Mortality: Reconciling Science and Politics," *American Journal of Preventive Medicine* 9, no. 6 (1993):9。

5 MEDLINE 包含来自世界各地的生物医学文献的期刊引文和摘要。

6 P.G. Wodehouse, *Right Ho, Jeeves* (Rockville, Maryland: Arc Manor Books, 2008), 145.

7 Plato, *Republic,* Book 1, 341-C.

8 Joseph Kahn, "Rich Nations Consider Fund of Billions

to Fight AIDS," the *New York Times*: April 29, 2001, http://www.nytimes.com/2001/04/29/world/rich-nations-consider-fund-of-billions-to-fight-aids.html.

9　克雷布斯循环，也称"柠檬酸循环"，是构成细胞新陈代谢基础的一系列化学反应。

10　D. V. Exner et al., "Lesser Response to Angiotensin-Converting-Enzyme Inhibitor Therapy in Black as Compared with White Patients with Left Ventricular Dysfunction," *New England Journal of Medicine* 344 (2001): 1351–57; R. S. Schwarz, "Racial Profiling in Medi- cal Research," *New England Journal of Medicine* 344, no. 18 (2001): 1392–93.

11　Peter Schworm, "For Sendoff, Grads Prefer Big Name," *Boston Globe,* May 12, 2005, http://www.boston.com/news/local/articles/2005/05/12/for_sendoff_grads_prefer_big_names?pg=full.

12　"特殊制度"（peculiar institution）是美国奴隶制的委婉说法。比如可参见 John C Calhoun's "Speech on the Reception of Abolition Petitions," Feb 6, 1837, http://users.wfu.edu/ zulick/340/calhoun2.html。

13　Adam Hochschild, *Bury the Chains: Prophets and*

Rebels in the Fight to Free an Empire's Slaves (New York: Houghton Mifflin, 2005), 89.

14 Horchschild，89.

15 Horchschild，90.

16 参见佩德罗·阿鲁佩神父在西班牙巴伦西亚举行的第十届欧洲耶稣会校友国际大会上的讲话"Men for Others"（1973 年 7 月 31 日）。

17 Roméo Dallaire, *Shake Hands with the Devil: The Failure of Humanity in Rwanda* (New York, Carroll & Graf Publishers, 2003).

18 Dallaire，322。

19 Joseph Stiglitz and Linda Bilmes, *The Three Trillion Dollar War: The True Cost of the Iraq Conflict* (New York: W. W. Norton & Company, 2008).

20 这篇演讲是在 2008 年斯科尔世界论坛上发表的。该论坛是社会企业家的年度聚会。斯科尔基金会的使命宣言如下："通过投资、联结和庆祝，帮助那些解决世界上最紧迫问题的社会企业家和创新者，从而推动大规模变革。"参见 http://www.skollfoundation.org/about。

21 斯科尔基金会由杰夫·斯科尔（Jeff Skoll）于

1999 年发起，2001 年以来一直由萨莉·奥斯伯格（Sally Osberg）领导。

22 International Campaign to Ban Landmines, *Landmine Monitor Report 1999: Toward a Mine-Free World* (1999); Human Rights Watch, "Exposing the Source: U.S. Companies and the Production of Antipersonnel Mines," *Human Rights Watch Arms Project* 9, no. 2 (1997); UNICEF, "Saving Children from the Tragedy of Landmines," Press Release, April 4, 2006.

23 有关该故事的更多信息，请参阅 Paul Farmer, "'Landmine Boy' and the Tomorrow of Violence," in: B. Rylko-Bauer, L. Whiteford, and Paul Farmer, eds, *Global Health in Times of Violence* (Santa Fe, NM: SAR Press, 2009), 41–62。

24 Bertolt Brecht, "The World's One Hope," in *Poems 1913–1956*(London: Eyre Methuen, 1976), 328.

25 Paul Hawken, *Blessed Unrest: How the Largest Social Movement in History is Restoring Grace, Justice, and Beauty to the World* (London, UK: Penguin, 2008), 190.

26 迈克尔·麦克法兰 (Michael McFarland) 神父，计

算机科学家和工程师，2000 年至 2012 年担任圣十字学院院长。

27　这是圣十字学院的两条格言。

28　Nicholas Lemann, "Evening the Odds: Is There a Politics of Inequality?" *New Yorker,* April 23, 2012.

29　Credit Suisse Research Institute, *Global Wealth Report* (October 2010).

30　John Maynard Keynes, "The Economic Possibilities of Our Grandchildren," in *Essays in Persuasion* (New York: Norton, 1963), 358−73.

31　西北大学 2012 年度荣誉学位获得者包括哈佛大学法学院院长、著名权利法学者玛莎·米诺；威廉·D. 尼克斯（William D. Nix），斯坦福大学工程学名誉教授，材料的力学性能研究先驱；儿童电视工作室（Children's Television Workshop，最知名的是其旗舰节目《芝麻街》）的创始人琼·甘兹·库尼（Joan Ganz Cooney）。

32　莫顿·夏皮罗（Morton Schapiro），高等教育经济学家，2009 年起任西北大学校长。

33　"The Rock" 是西北大学校园的地标。"画岩石" 是一种传统，学生在岩石上涂上图像和标语，以引起人们对各种事件的关注。"Dillo Day"是西北大学最大的派对。1972 年，一群学生组织了一场纪念犰狳的小型派对，随着时间推移演变成一年一度的校园湖水音乐节。

第二部分　医学的未来和愿景

1 受过人类学、社会学、历史学和流行病学训练的从业者和学者回应了这一批评。但这些领域都未能关注到当今世界健康和疾病的生物社会学上的复杂性，也没有关注到凯博文所说的患者及其家人的"地方道德世界"（the local moral worlds）。参见 Arthur Kleinman and Joan Kleinman, "The Appeal of Experience; The Dismay of Images: Cultural Appropriations of Suffering in Our Times," in *Social Suffering*, ed. Arthur Kleinman et al. (Berkeley: University of California Press, 1997), 1–24; 参见 Arthur Kleinman, *What Really Matters: Living a Moral Life amidst Uncertainty and Danger* (Oxford: Oxford University Press, 2006)。

2 凯博文彼时即将完成一本相关主题的书，这个主

题对他来说就像他的妻子一样重要——在妻子患
上一种长期而痛苦的疾病期间，他既是配偶，又
是医生。也可参阅他此前发表的两篇文章："Care-
giving: The Odyssey of Becoming More Human," *The
Lancet* 373, no. 9660 (2009): 292−93 and "Catastrophe
and Caregiving: The Failure of Medicine as an Art,"
The Lancet 371, no. 9606 (2008): 22−23。

3　比如可参见 Paul Farmer et al., eds., *Women, Poverty,
and AIDS: Sex, Drugs, and Structural Violence* (Mon-
roe, Maine: Common Courage Press, 1996)。

4　Jim Yong Kim et al., "From a Declaration of Values
to the Cre- ation of Value in Global Health: A Report
from Harvard University's Global Health Delivery
Project," *Global Public Health* 5, no. 2 (2010): 181−8.

5　MVA 是机动车事故的医学缩写。

6　考特威（Countway）图书馆是哈佛医学院下属的主
要图书馆。

7　OSHA 是美国职业安全与健康管理局的缩写，是负
责执行有关健康与安全的法律的联邦机构。OSHA
的报告并不以简洁著称。

8　约瑟夫·马丁博士于 1997 年至 2007 年担任哈佛医

学院院长。

9 HST 指健康科学与技术项目，这是一个哈佛－麻省
理工学院医学院的联合项目，面向对生物医学研
究感兴趣，并具有物理或生物科学背景的学生。

10 乔纳斯·索尔克（Jonas Salk）是美国医学研究
员，因在 1955 年发现并研发出第一款脊髓灰质炎
疫苗而知名。不久之后，阿尔伯特·萨宾（Albert
Sabin）研发出一种用于为数百万人接种的灭毒
口服脊髓灰质炎疫苗。路易斯·巴斯德（Louis
Pasteur）是法国微生物学家，他的实验帮助建立
了疾病的细菌学说。巴斯德还在 1885 年研制出第
一款狂犬疫苗，并提出了改善牛奶处理（巴氏杀
菌）过程以防止疾病传播的方法。

11 马丁·路德·金在伊利诺伊州芝加哥举行的第二
次全国权利医学委员会大会上的讲话（1966 年 3
月 25 日）。

12 "The Economics of Empire: Notes on the Washington
Consensus," *Harper's Magazine*, May, 2003.

13 "二年级秀"是哈佛医学院二年级学生每年组织的
漫画剧活动。

14 Carl Hiaasen, *Skin Tight* (New York: Berkley Books,

1989), 11.

15　同上，chap. 30。

16　Associated Press, "Calusas May Have Fled to Cuba," *Miami Herald* (March 15, 2004).

17　Eve Kerr et al., "Profiling the Quality of Care in Twelve Communities: Results from the CQI Study," *Health Affairs* 23, no. 3 (May 2004).

18　唐娜·沙拉拉（Donna Shalala），政治学和教育学教授，比尔·克林顿担任总统时的卫生与公共服务部部长，自 2001 年起担任迈阿密大学校长。

19　波士顿布莱根妇女医院；保罗·法默担任该医院全球健康平等研究部主任。

20　有关海地历史的更多信息，请参阅 Paul Farmer, *The Uses of Haiti*(Monroe, ME: Common Courage Press, 1994)。

21　波士顿儿童医院（Boston Children's Hospital）和麻省总医院（Massachusetts General Hospital）是位于波士顿的哈佛大学的附属医院。

22　参见 P. Lawrence et al., "The Water Poverty Index: An International Comparison," *Keele Economic Research Papers* (2002)；另见 the Center for Human

Rights and Global Justice and the Global Justice Clinic at New York University's School of Law, Partners In Health, Zanmi Lasante, and the Robert F. Kennedy Center for Justice and Human Rights "Wòch nan Soley: The Denial of the Right to Water in Haiti," www.pih.org/page/-/reports/Haiti_Report_ FINAL.pdf。

23 据官方估计，2010 年地震死亡人数在 22 万到 31.6 万之间。有关与此类估计相关复杂因素的更多信息，请参见 Farmer, *Haiti After the Earthquake*, 119。

24 伦理审查委员会（Institutional Review Board），负责审查涉及人类受试者拟议研究的伦理影响。

25 Bascom-Palmer Eye Institute 是位于迈阿密大学米勒医学院的眼科医院。

第三部分　健康、权利和非自然灾害

1 引自 Theodore M. Brown and Elizabeth Fee, "Rudolph Carl Virchow: Medical Scientist, Social Reformer, Role Model," *American Journal of Public Health* (December 2006) 96: 2104。

2 "护士健康研究"于 1976 年启动，旨在追踪护士群体使用口服避孕药的潜在长期后果。这项研究于 1989 年和 2010 年再次更新，收集了来自超过 23.8 万名参与者关于一系列生活方式因素对健康结果的影响的数据。"医生健康研究"是 1982 年建立的一项随机试验，旨在追踪阿司匹林在预防心血管疾病和癌症方面对医生的影响。1997 年进行了第二次试验，以测试维生素 C、E 以及一种复合维生素的风险和益处。

3 传染病研究专家巴里·布鲁姆于 1998 年至 2008 年任哈佛大学公共卫生学院院长。

4 James K. Galbraith, "A Perfect Crime: Inequality in the Age of Globalization," *Daedalus* (Winter 2002), 22.

5 NICU 是新生儿重症监护病房（neonatal intensive care unit）的医学缩写。

6 Steven L. Gortmaker and Paul H. Wise, "The First Injustice: Socioeconomic Disparities, Health Services Technology, and Infant Mortality," *Annual Review of Sociology* 23 (1997): 147–70.

7 Peter Vinten-Johansen et al., *Cholera, Chloroform, and the Science of Medicine: A Life of John Snow* (New

York: Oxford University Press, 2003), 7.

8 Vinten-Johansen et al., 7.

9 Ackerknecht, Erwin, *Rudolph Virchow: Doctor, States-man, Anthropologist* (Madison: University of Wisconsin Press, 1953).

10 Bertolt Brecht, "A Worker's Speech to a Doctor" ("Rede eines Arbeiters an einen Arzt," *Spätere Gedichte und Satiren aus Svendborg,* 1936– 38), in *The Body in the Library: A Literary Anthology of Modern Medicine*, ed. Iain Bamforth, (London: Verso, 2003), 167–68.

11 Howard Hiatt, *Medical Lifeboat: Will There Be Room for You in the Health Care System*? (New York: Harper & Row, 1987), ix.

12 Save the Children, *State of the World's Mother 2006: Saving the Lives of Mothers and Newborns* (Westport, CT: Save the Children, 2006).

13 Paul Krugman, "Our Sick Society," *New York Times* (May 5, 2006), A26.

14 R. D. Moore et al., "Racial Differences in the Use of Drug Therapy for HIV Disease in an Urban Commu-

nity," *New England Journal of Medicine* 330 (1994): 763–68.

15 S.B. Lucas et al., "The Mortality and Pathology of HIV Infection in a West African City," *AIDS* 7 (1993): 1569–79.

16 R.E. Chaisson, J.C. Keruly, and R.D. Moore, "Race, Sex, Drug Use, and Progression of Human Immuno-deficiency Virus Disease," *New England Journal of Medicine 333* (1995): 751–56.

17 Richard Rhodes, *The Making of the Atomic Bomb* (New York: Touchstone, 1986), 490.

18 本杰明·萨克斯（Benjamin Sachs）是一名产科医生，也是减少医疗差错方面的专家，自 2007 年以来一直担任杜兰大学医学院院长。

19 *Hoya Saxa* 是乔治城大学的官方助威口号。*Hoya* 来自古希腊词语 *hoios*，意思是"这样的"或"多么的"，而 *saxa* 在拉丁语中是"岩石"的意思。完整短语在英文中通常被翻译为"what rocks!"。20 世纪，尽管起源不明，"*Hoya*"已成为乔治城运动队和学生们引以为豪的昵称。参见 http://alumni.georgetown.edu/ccg/ccg_17.html。

20 Steven Johnson, *Where Good Ideas Come From: A Natural History of Innovation* (New York: Riverhead, 2010), 31.

21 Adam Gopnik, "How the Internet Gets Inside Us," the *New Yorker*, February 14, 2011.

22 Martin Luther King Jr., "Beyond Vietnam: A Time to Break Silence," Riverside Church, New York City (April 4, 1967).

23 另请参阅本书中《作为政策的陪伴》，肯尼迪政府学院 2011 年毕业典礼演讲。

24 Bill Clinton, *Giving: How Each of Us Can Change the World* (New York: Knopf, 2007), 207.

25 同上，x。

26 同上，3。

27 参见本书中《对抗想象力的失败》，西北大学 2012 年毕业典礼演讲。

第四部分　服务、团结、社会正义

1 联合国勋章被授予了保罗·法默和奥菲莉亚·达尔，"健康伙伴"五位联合创始人中的两位。

2 Dietrich Bonhoeffer, "After Ten Years: A Reckoning Made at New Year 1943," in *Letters and Papers from Prison*, ed. Eberhand Bethge(New York: Macmillan, 1967), 17. 该文章在 1970 年版的《狱中书简》中最后增加了新的一段。朋霍费尔的朋友兼编辑埃伯哈德·贝特格（Eberhard Bethge）本人曾是联合国勋章获得者，他认为这一段并未完成，只是为了收个尾。如果是这样，那它就只是一个简单的结束语，一个不完整的信号。但这对朋霍费尔和那些最了解他的人来说很重要。

3 美国国家公共广播电台对胡安·威廉姆斯（Juan Williams）的采访（"Secretary Colin L. Powell"），华盛顿特区（2004 年 3 月 8 日），http://2001-2009.state.gov/secretary/former/powell/remarks/ 30245.htm。

4 Bonhoeffer，4。

5 参见 Paul Farmer, "Pestilence and Restraint: Guantánamo, AIDS, and the Logic of Quarantine," in *Pathologies of Power: Health, Human Rights, and the New War on the Poor* (Berkeley: University of California Press, 2003), 51–90。

6 A. Schoenholtz, "Aiding and Abetting Persecutors: The Seizure and Return of Haitian Refugees in Violation of the U.N. Refugee Convention and Protocol," *Georgetown Immigration Law Journal* 7, no. 1 (1993): 67–85.

7 引自 G. J. Annas, "Detention of HIV-positive Haitians at Guantánamo: Human Rights and Medical Care," *New England Journal of Medicine* 329, no. 8 (1993): 589–92。

8 参见 Farmer, "Pestilence and Restraint"。

9 Jim Michaels, "Behind Success in Ramadi: An Army Colonel's Gamble," *USA Today* (May 1, 2007), 1–2.

10 Jonathan Hansen, "Guantánamo: An American Story," lecture given at Harvard University (April 26, 2007)。另请参阅 Jonathan Hansen, *Guantánamo: An American History* (New York: Hill and Wang, 2011)。

11 Marcus Tullius Cicero, *M. Tulli Ciceronis ad. M. Brutum Orator*, translated by Sir John Edwin Sandys (London: Cambridge University Press, 1885).

12 Susan Sontag, *Regarding the Pain of Others* (New

York: Farrar, Strauss, and Giroux, 2003), 114.

13 "Harper's Index," *Harper's Magazine*, May 2007, 13.

14 引自 Richard Dawkins, *The God Delusion* (London: Bantam Press, 2006), 15。

15 同上。

16 Jim Wallis, *The Great Awakening: Reviving Faith and Politics in a Post-Religious Right America* (New York: HarperOne, 2008), 12.

17 每年约有 2 万名校友及其家人参加普林斯顿大学的聚会和毕业典礼周末活动。在一年一度公开的、深受喜爱的大学管弦乐队晚间草坪音乐会之后，有烟花仪式。参见 "Nassau Notes," Princeton Weekly Bulletin, May 19, 2008, 27, http://www.princeton.edu/pr/pwb/08/0519/ nn/。

18 Seamus Heaney, *The Cure at Troy: A Version of Sophocles' Philoctetes*(New York: Farrar, Straus and Giroux, 1991), 77.

19 "尼克松的鼻子"是亨利·摩尔的标志性雕塑 "Oval with Points"的亲切昵称，位于普林斯顿校区的韦斯特学院，参见 the Daily Princetonian, October 6, 1999, 8. 普林斯顿大学还拥有 11 家历史悠久的私人餐厅俱乐部，它们是校园里社交和丰富生活的重要组成部分，参见 http:// www.princeton. edu/main/campuslife/housingdining/eatingclubs/。

20　Martin Luther King Jr., *Where Do We Go from Here*: Chaos or Community? (New York: Harper & Row, 1967).

21　马丁·路德·金在伊利诺伊州芝加哥举行的第二次全国人权医学委员会大会上的演讲（1966 年 3 月 25 日）。

22　Martin Luther King Jr., "The Casualties of the War in Vietnam," The Nation Institute, Los Angeles, CA (February 25, 1967).

23　Martin Luther King Jr., *Where Do We Go from Here?*

24　Martin Luther King Jr., "Beyond Vietnam: A Time to Break Silence," Riverside Church, New York City (April 4, 1967).

25　《生活》（*Life*）杂志的评论，1967 年 4 月 21 日。

26　"A Tragedy," the *Washington Post*, April 1967, A20.

27　Martin Luther King Jr., "Remaining Awake Through a Great Revolution," Oberlin College Commencement Speech (June 14, 1965).

28 Martin Luther King Jr., "Beyond Vietnam: A Time to Break Silence," Riverside Church, New York City (April 4, 1967).

29 Martin Luther King Jr., *Where Do We Go from Here?*

30 Martin Luther King Jr., "The Drum Major Instinct," Ebenezer Baptist Church, Atlanta, GA (February 4, 1968).

31 Rudolf Virchow, "Der Armenartzt," 引自 Erwin Heinz *Ackerknecht, Rudolf Virchow: Doctor, Statesman, Anthropologist* (Madison: University of Wisconsin Press, 1953), 46。

32 Paul Farmer et al., "Tuberculosis, Poverty, and 'Compliance': Lessons from Rural Haiti," *Seminars in Respiratory Infections* 6, no. 4 (1991): 254–60.

33 Carole Mitnick et al., "Community-based Therapy for Multidrug-resistant Tuberculosis in Lima, Peru," *New England Journal of Medicine* 348, no. 2 (2003).

34 H. L. Behforouz, Paul Farmer, and J. S. Mukherjee, "From Directly Observed Therapy to *Accompagnateurs*: Enhancing Aids Treatment Outcomes in Haiti and in Boston," *Clinical Infectious Diseases* 38, Sup-

pl 5 (2004): S429–36.

35 Eric Larsen and Daniel Pederson, "Too Poor to Treat," *Newsweek,* July 27, 2007.

36 Paul Farmer et al., "Community-based Approaches to HIV Treatment in Resource-poor Settings," *Lancet* 358, no. 9279 (2001):404–409.

37 有关"陪伴"的词源学的更多信息，请参阅 Roberto Goi-zueta, *Caminemos con Jesus: Toward a Hispanic/Latino Theology of Accompaniment* (Maryknoll, NY: Orbis Books, 2003)。

38 比如可参见 Gustavo Guitiérrez, *The Power of the Poor in History: Selected Writings* (Maryknoll, NY: Orbis Books, 1973)。

39 Goizueta, Caminemos, 192.

40 Goizueta, Caminemos, 199. 距离不仅是空间上的，也是时间上的。陪伴那些受苦和死去的人是可能的。我在哈佛教的第一堂课是作为我导师凯博文的助教。凯博文和我教授一门我们共同设计的课程，并用威廉·詹姆斯的名义将其命名为"人类苦难的多样性"。我们放映了克劳德·朗兹曼（Claude Lanzmann）的电影《浩劫》。对于电影人来说，拍摄这部电影的经历中最"深刻"和"难以理解"的部分，是一种陪伴"所有孤独死去的人"的感觉。在一篇名为"Shoah as Shivah"的文章中，历史学家迈克尔·罗斯（Michael Roth）谈到这一点："陪伴这些人一起穿越过去，朗兹曼完成了犹太律法所称的'伟大功绩'。与遭遇失去的人同住，与一些在苦难中迷失的人同住。通过一种让死者被想起、发声的仪式，让缺席的哀悼者集体在场。"参见 Michael Roth, "Shoah as Shivah," *The Ironist's Cage: Memory, Trauma and the Construction of History* (New York: Columbia University Press, 1995), 225–26。

41 United Nations Office of the Special Envoy for Haiti, "Has Aid Changed? Channelling Assistance to Haiti before and after the Earthquake," June 2011, http://www.haitispecialenvoy.org/download/Report_Center/has_aid_changed_en.pdf.

42 这些数字当然存在争议。有关相互矛盾的数字及其起源的概述，请参阅 Paul Farmer, *Haiti After the Earthquake* (New York: PublicAffairs Books, 2011), 118–20。

43 Martha Mendoza, "Would-be Haitian Contractors Miss Out on Aid," Associated Press (December 12, 2010), http://news.yahoo.com/s/ap/20101212/ap_on_re_us/cb_haiti_outsourcing_aid_I.

44 Isabelle Defourny et al., "Management of Moderate Acute Malnutrition with RUTF in Niger," *MSF Report* (2007), http://www.msf.org.au/uploads/media/mod_acc_mal_Niger.pdf.

45 在这个问题上当然存在尖锐分歧，包括 RUTF 这种治疗营养不良的神奇疗法是否应受国际专利法管辖的问题，比如可参见 Andrew Rice "The Peanut Solution", the *New York Times Magazine*, September 2, 2010，http://www.nytimes.com/2010/09/05/magazine/05plumpy-t.html?pagewanted=all。我们相信，陪伴的方式将引导许多合作伙伴不再默许知识产权制度，这些制度对某些疗法有意义，但对其他疗法则不然。

46 关于这个例子的详细讨论，可参见 Farmer, *Haiti After the Earthquake*。

47 Malcolm Gladwell, "Creation Myth," the *New Yorker*, May 16, 2011, 50.

48　Atul Gawande, *The Checklist Manifesto: How to Get Things Right*(New York: Metropolitan Books, 2009).

49　Mercedes Becerra et al., "Using Treatment Failure under Effective Directly Observed Short-Course Chemotherapy Programs to Identify Patients with Multidrug-resistant Tuberculosis," *International Journal of Tuberculosis and Lung Disease* 4, no. 2 (2000): 108–14.

50　历史学家迈克尔·罗斯观察到："讽刺特权往往是由于无法坚持相信重大政治变革的可能性而产生的"（p. 148）。他的关于记忆、创伤和历史建构的书的标题，"讽刺的牢笼"（*The Ironist's Cage*），意在向韦伯致敬。

51　正如比尔·克林顿所指出的，"如果没有更开明的政府政策、更称职和诚实的公共行政管理体系以及更多的税收投入，现代世界中困扰富有国家和贫穷国家的许多问题都无法得到充分解决。大量证据表明，更有效的政府可以带来更高的收入、更好的生活条件、更多的社会正义和更清洁的环境。但在许多领域，无论政府的执政质量如何，公民作为个人，在企业中以及通过非政府和非营利组织，发挥着重要作用"。参见 Bill Clinton, *Giving: How Each of Us Can Change the World* (New York: Random House, 2007), 4。

致　谢

在前几本书的致谢中，保罗试图去感谢多得数不胜数的人，他们从 1983 年在海地中部开始，一路帮助"健康伙伴"开展工作。为避免重复，我们这次简短一点，尽管有许许多多人都为这些演讲和本书作出了贡献。

首先，我们要感谢加利福尼亚大学出版社的娜奥米·施耐德（Naomi Schneider）和她的团队，他们从一开始就相信这本书的价值。感谢长时间以来作为保罗的编辑的豪恩·索西（Haun Saussy）。多年来，他仔细阅读这些演讲中的每一篇。感谢切尔西·克林顿（Chelsea Clinton）对这些稿件作出的宝贵贡献。

　　其次，我们要感谢所有邀请保罗演讲的东道主和伙伴们。没有他们，保罗不可能走这么远，更不用说能够按时登上领奖台了。特别感谢那些陪伴者，麦科马克（McCormack）一家，还有劳里·纽厄尔（Laurie Nuell）和她的妹妹，这本书也是献给她们的。她们总是让我们想起"注重参与的精神"。

　　最后，我们要感谢"健康伙伴"、哈佛医学院和布莱根妇女医院的非凡团队，用珍·普切蒂（Jen Puccetti）的话来说，正是他们"让火车保持运行"。我们特别感谢大卫·沃尔顿（David Walton）、辛西娅·罗斯（Cynthia Rose）、梅丽莎·吉尔胡利（Melissa Gillooly）、娜奥米·罗森博格（Naomi Rosenberg）、爱丽丝·杨（Alice Yang）、卡西娅·范德胡夫·霍尔斯坦（Cassia van der Hoof Holstein）、马特·巴西利科（Matt Basilico）、卢克·梅萨克（Luke Messac）、佐伊·阿古斯（Zoe Agoos）、艾米丽·巴恩森（Emily Bahnsen）、乔恩·尼康楚克（Jon Niconchuk）、格雷琴·威廉姆斯（Gretchen Williams）、玛丽·布洛克（Mary Block）、凯文·萨维奇（Kevin Savage）和维基·科斯基－卡雷尔（Vicky Koski-Karell），感谢他们多年来的帮助，让这些演讲和这本书得以问世。

正如我们这个可能过于宏大的标题所言，这里提到的只是为帮助"修复世界"做出不懈努力的一小部分人。我们向所有让这项工作成为可能的人致以最深切的感谢。

"薄荷实验"是华东师范大学出版社旗下的
社科学术出版品牌,主张"像土著一样思考"
(Think as the Natives),
以期更好地理解自我、他人与世界。
该品牌聚焦于社会学、人类学方向,
探索这个时代面临的重要议题。
相信一个好的故事可以更加深刻地改变现实,
为此,我们无限唤醒民族志的魔力。

MINTLAB BOOKS

《成为三文鱼：水产养殖与鱼的驯养》
玛丽安娜·伊丽莎白·利恩 著 张雯 译

《生命使用手册》
迪杰·法桑 著 边和 译

《不安之街：财富的焦虑》
瑞秋·谢尔曼 著 黄炎宁 译

《寻找门卫：一个隐蔽的社交世界》
彼得·比尔曼 著 王佳鹏 译

《依海之人：马达加斯加的维佐人，
一本横跨南岛与非洲的民族志》
丽塔·阿斯图蒂 著 宋祺 译

《风险的接受：社会科学的视角》
玛丽·道格拉斯 著 熊畅 译

《人类学家如何写作：民族志阅读指南》
帕洛玛·盖伊·布拉斯科、胡安·瓦德尔 著 刘月 译

《亲密的分离：当代日本的独立浪漫史》
艾莉森·阿列克西 著 徐翔宁、彭馨妍 译

《亨丽埃塔与那场将人类学送上审判席的谋杀案》
吉尔·施梅勒 著 黄若婷 译

《实验室生活：科学事实的建构过程》
布鲁诺·拉图尔、史蒂夫·伍尔加 著 修丁 译

薄荷实验 · 中文原创

《生熟有道：普洱茶的山林、市井和江湖》
张静红 著

《过渡劳动：平台经济下的外卖骑手》
孙萍 著

《薄暮时分：在养老院做田野》（暂名）
吴心越 著